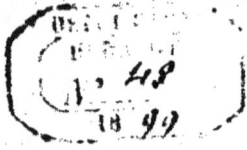

REVUE GÉNÉRALE

DU

TRAITEMENT DES ANÉVRYSMES

ET DES HÉMORRAGIES INTERNES

PAR LES INJECTIONS SOUS-CUTANÉES DE GÉLATINE

PAR

M. TRIANTAPHYLLOS

DOCTEUR EN MÉDECINE

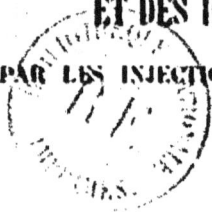

> « Cette médication est d'autant plus ra-
> « tionnelle et précieuse, qu'elle paraît aider
> « la nature dans ses méthodes curatives. »
>
> HUCHARD.

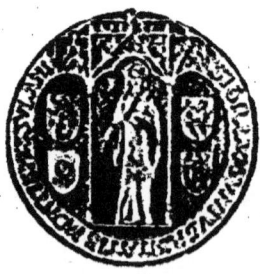

MONTPELLIER

G. FIRMIN et MONTANE, Imprimeurs de l'Université

Rue Ferdinand-Fabre et Quai du Verdanson

—

1899

REVUE GÉNÉRALE

DU

TRAITEMENT DES ANÉVRYSMES

ET DES HÉMORRAGIES INTERNES

PAR LES INJECTIONS SOUS-CUTANÉES DE GÉLATINE

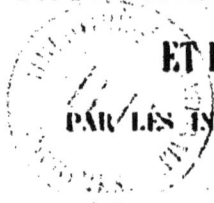

PAR

M. TRIANTAPHYLLOS

DOCTEUR EN MÉDECINE

« Cette médication est d'autant plus re-
» commandable et précieuse, qu'elle paraît aider
» la nature dans ses méthodes curatives.

HUCHARD.

MONTPELLIER

IMPRIMERIE GUSTAVE FIRMIN ET MONTANE
Rue Ferdinand-Fabre et quai du Verdanson

M DCCC XCIX

AVANT-PROPOS

PLAN DU TRAVAIL

Un grand effort thérapeutique a été fait, dans ces derniers temps, en faveur d'une affection ljusqu'ici dépourvue de moyen curatif: nous voulons parler du traitement bien efficace des anévrysmes internes par les injections sous-cutanées de gélatine (1). Ces tentatives ont été la répercussion en médecine d'une découverte physiologique importante : la propriété coagulatrice de la gélatine.

Comme il arrive au début de toute action thérapeutique nouvelle, cette méthode traverse, en ce moment, une période critique très aiguë : défendue par quelques-uns, attaquée avec violence par beaucoup d'autres, son avenir est encore incertain. Peut-être sortira-t-elle sans naufrage de ce débat, peut-être y laissera-t-elle quelques-unes de ses prétentions ? Dans tous les cas, il nous a paru intéressant, cette question étant tout à fait à l'ordre du jour, de revoir les documents déjà publiés, de les ordonner de façon à être profitable à ceux qui voudraient essayer l'application de ce traitemeent.

Aux observations produites ailleurs, nous joignons deux observations nouvelles qui ont été recueillies dans le service

---

(1) Par anérrysme interne ou médical, nous entendons les ectasies artérielles qui échappent à l'action chirurgicale et qui relèvent de la pathologie interne (anévr. intrathoracique, par exemple).

de M. le professeur Carrieu et que nous devons à son obligeance.

Les injections de sérum gélatiné n'ont pas une histoire bien longue, mais quelques noms doivent être mis en vedette en tête de ce travail. Nous verrons, ensuite, sur quelles bases physiologiques encore branlantes est bâtie la doctrine thérapeutique, et quelles applications on en a fait à la clinique.

Après les cas heureux, viendra la relation des cas malheureux et des discussions auxquelles ils ont donné lieu.

Les conclusions que nous donnons méritent à peine ce nom. Ce n'est pas au lendemain d'une découverte qu'on peut la vanter ou la déprécier avec sagesse. Qu'on ne voie donc dans notre chapitre de synthèse finale que des formules d'attente qui pourront être modifiées, transformées ou supprimées lorsqu'une expérimentation plus longue et des observations plus nombreuses auront éclairé davantage la science à ce point de vue.

DU
TRAITEMENT DES ANÉVRYSMES
ET DES HÉMORRAGIES INTERNES
PAR LES INJECTIONS SOUS-CUTANÉES DE GÉLATINE

HISTORIQUE

Dastre et Floresco, dans leur communication à la Société de biologie du 28 mars 1896, annoncent au monde savant que la gélatine jouit de propriétés coagulatrices remarquables.

De là sont parties les recherches, dans les diverses branches de la médecine, pour mettre à profit cette découverte.

Carnot, dès le 11 juillet 1896, à la Société de biologie, puis dans un article de la *Presse médicale* de septembre 1897, fait part de l'excellence des solutions gélatinées pour arrêter les hémorragies, surtout les hémorragies des petits vaisseaux.

Quelques mois après, le 22 juillet 1897, Lancereaux et Paulesco communiquent à l'Académie de médecine, quelques observations d'anévrysmes traités par les injections sous-cutanées de sérum gélatineux.

La question est reprise par eux, en novembre 1898, à la même tribune, et discutée par Laborde, Huchard et Hayem.

Les débats académiques, qui ont occupé de nombreuses séances, n'ont malheureusement point apporté la lumière qu'on en espérait. Actuellement, cette méthode thérapeutique est à l'épreuve et attend une consécration définitive de la part des physiologistes et des cliniciens.

BASES PHYSIOLOGIQUES DE LA MÉTHODE

C'est en février 1896 (1) que Dastre, au cours de recherches sur la gélatine, fut amené à préciser les propriétés coagulatrices de cette substance. Voici les expériences fondamentales sur lesquelles sont appuyées ses conclusions.

Chez un chien de 15 kilogrammes, on injecte dans la veine tibiale 80 à 100 cc. d'une solution chaude de gélatine à 5 %. On constate que la substance traverse le rein et passe par les urines. L'urine se prend bientôt et offre l'aspect d'une *gelée* transparente : on peut retourner le vase sans rien verser.

Quant au sang que l'on extrait des vaisseaux de l'animal, il se coagule instantanément ; le caillot est formé en dix secondes au lieu du délai habituel de une à trois minutes.

Il s'agit bien là d'une coagulation et non pas d'une prise en gelée, car la gélification exige qu'on laisse refroidir la liqueur, tandis que le phénomène se produit ici encore, si l'on reçoit et l'on maintient le sang extrait, à la température de 37°. A cette coagulation hâtive succède la gélification du sérum.

La gélatine est donc un coagulant.

Si l'on reçoit le sang gélatiné dans un tube au fond duquel il y a une goutte d'une solution d'oxalate de potasse à 1 %, la coagulation n'a pas lieu. Les agents décalcifiants conservent

_____

(1) *Soc. de Biol.*, 29 fév. 1896, et *Arch. de Physiol.*, 1897, p. 102.

leur pouvoir de maintenir le sang liquide : ce n'est pas à cette catégorie d'agents que s'oppose la gélatine.

Au contraire, la gélatine est antagoniste d'agents appartenant à la seconde catégorie des peptones. On sait que les propeptones injectées à dose suffisante et suffisamment rapide rendent le sang de l'animal désormais incoagulable. Or, si, après cette injection, on en fait une autre contenant moitié moins de gélatine, le sang perd la propriété que lui avait conférée la pro-peptone. Il se coagule instantanément.

Ainsi la gélatine et la peptone sont des agents antagonistes en ce qui concerne la coagulation du sang. Il est probable qu'ils s'adressent, en sens contraire, au même mécanisme. Ils s'équivalent à raison de 0,25 de gélatine contre 1 de pro-peptone. On peut, par une nouvelle injection de peptone, annihiler l'effet de la gélatine, et, par une nouvelle injection de gélatine, annuler la peptone.

Cette notion nouvelle, indubitablement établie par Dastre et Floresco, réalisait un desideratum bien ancien des pathologistes au sujet des anévrysmes internes inopérables. Ils avaient par tous les moyens, même les plus barbares, essayé de rendre le sang plus coagulable que normalement, sans y réussir souvent, et on leur donnait un moyen, d'apparence simple, facile à appliquer pour le médecin, facile à accepter pour le malade. Mais pouvait-on injecter à l'homme comme aux animaux une solution de gélatine directement dans le système veineux ? N'était-il pas possible, avec moins de difficultés encore dans la technique, en injectant la même solution gélatineuse dans le tissu cellulaire sous-cutané, d'obtenir une action analogue ou indentique ? Telle est la question que se posèrent Lancereaux et Pauleseo.

Ils l'ont résolue positivement par une série d'expériences dont nous rapporterons ici un seul exemple.

Expérience démontrant l'action coagulatrice des injections gélatineuses sous-cutanées. — Lapin mâle, adulte, bien portant et pesant 2.770 grammes ; fixé sur le dos ; pas d'anesthésie ; on met à nu la carotide et on y adapte une canule.

A 3 h. 29, on fait une prise de 5 cc. environ de sang carotidien qui est reçu dans un tube à essai. Au bout de trois minutes, on constate un commencement de coagulation et, *au bout de quatre minutes*, la prise est totale et l'on peut retourner complètement le tube.

A 3 h. 45, on injecte dans le péritoine, dans l'espace de cinq minutes, 100 cc. d'une solution de gélatine à 2 0 0 stérilisée et maintenue à 38 degrés dans un bain-marie.

A 4 h. 1/2, on fait une prise de 5 cc. de sang ; au bout d'une demi-minute, on constate un commencement d'adhérence aux parois du tube ; au bout d'une minute, la coagulation est totale et on peut retourner le tube.

A 4 h. 20, nouvelle prise de 5 c. cubes de sang qui coagule complètement au bout d'une minute. A 4 h. 35 de même.

A 5 h. 35, dernière prise de 5 cc. de sang, qui ne se coagule complètement qu'au bout de deux minutes et demie.

On ferme la plaie. Le lendemain et les jours suivants, le lapin se porte bien et ne paraît pas se ressentir de l'opération qu'il a subie.

Cette expérience suffit à prouver que la gélatine déposée dans le tissu cellulaire sous-cutané est prise par les lymphatiques probablement et déversée dans le torrent circulatoire. L'effet coagulant n'en est pas modifié.

Il restait à déterminer la quantité de gélatine nécessaire pour obtenir une augmentation suffisante de la coagulabilité du sang humain.

Chez le chien, 0 gr. 8 de gélatine sèche par kilog. d'animal, en solution à 5 0/0 dans l'eau salée physiologique, suffit à produire une action coagulatrice énergique. On obtient encore des effets appréciables avec une dose qui est le tiers de celle-ci (Dastre et Floresco).

Si on applique ces résultats expérimentaux à l'homme adulte, pesant en moyenne 60 kilog., on voit qu'il faudrait injecter environ 50 gr. de gélatine dissoute dans un litre de sérum artificiel: quantité de gélatine trop grande dans un volume d'eau trop considérable.

Il est heureusement possible d'abaisser sensiblement ce taux de la solution ; d'autant que, dans cette recherche de la coagubilité, il faut se garder de dépasser une juste mesure. En tout cas, la mesure pouvant et devant être difficile à fixer, il vaut mieux, il est plus prudent de se tenir en dessous qu'en dessus du maximum de coagulation.

Le gros écueil et le danger viennent, en effet, de la possibilité d'une coagulation trop rapide et en des points multiples du système artériel. Le but du thérapeute doit être de rendre le sang un peu plus coagulable, de donner une légère incitation au processus naturel de la guérison des anévrysmes.

Or, en expérimentant sur les animaux, toujours en injections sous-cutanées, Lancereaux a constaté que 0 gr. 2 de gélatine par kilog. d'animal était une dose suffisante pour obtenir des effets sensibles. On peut donc injecter à l'homme adulte, pesant 60 kilog., 200 cc. de la solution de gélatine à 5 0/0.

Cette solution de gélatine à 5 0/0 est trop épaisse et son absorption est trop lente ; mieux vaut se servir d'une solution à 2 0/0.

Ces conclusions, que Lancereaux donnait à l'Académie de médecine le 22 juin 1897, ont été battues en brèche par un grand nombre de physiologistes et par Laborde, à la même tribune de l'Académie.

I. *La gélatine n'est pas solubilisable.* — Il n'est possible de comprendre l'effet positif des injections *sous-cutanées* de gélatine qu'à la condition d'admettre son absorption et son déversement dans la circulation générale au contact du liquide sanguin.

Or, les gélatines, notamment celles à base de chondrine, ne sont pas solubilisables et ne peuvent donner lieu qu'à des suspensions liquides plus ou moins complètes, au sein desquelles flottent des particules plus ou moins désagrégées de la substance.

Pour le démontrer, Laborde place quelques gouttes de la prétendue solution sous le microscope. A la période de refroidissement (telle qu'elle se manifeste sans grand retard, à la suite d'une injection sous-cutanée), on observe, dit-il, ces particules désagrégées.

Lancereaux est d'un avis absolument opposé. Avec de très forts grossissements, on trouve encore le champ du microscope occupé par une substance parfaitement homogène.

Il est certain qu'à la longue, au bout de quelques heures, parfois d'une journée entière, à la température ordinaire (15°), une solution de gélatine à 2 0,0 se gélifie, se désagrège. Mais, dans les conditions de température où elle se trouve dans le tissu cellulaire sous-cutané, ce phénomène n'est pas possible.

II. *La gélatine n'étant pas solubilisable, n'est pas dialysable, ni par conséquent absorbable.* — Que la gélatine ne soit pas dialysable, c'est un fait incontestable; qu'elle ne soit pas absorbable par les vaisseaux sanguins, c'est encore vrai ; mais les lymphatiques peuvent jouer le rôle de vaisseaux absorbants et la déverser telle quelle dans le sang.

Ne sait-on pas que les histologistes, pour injecter les lymphatiques d'un organe, poussent une injection, lentement, dans le tissu cellulaire sous-cutané ?

En second lieu, toute substance non dialysable n'est pas forcément inabsorbable. La sérosité qui constitue l'œdème et l'ascite, renferme de notables proportions d'albumine, et cette albumine, pas plus que la gélatine, n'est dialysable. Or, tous les médecins savent que, du jour au lendemain, on peut voir disparaître un épanchement abondant renfermé dans une cavité séreuse.

Enfin, dit Lancereaux, une solution de gélatine dans de l'eau salée physiologique, injectée sous la peau chez l'homme ou, ce qui revient au même, dans le péritoine, chez le lapin, disparaît au bout de quelques heures (1).

PREMIÈRE EXPÉRIENCE : Lapin mâle, bien portant, pesant 2,550 gr. A une heure, injection dans le péritoine de 100 cc. d'une solution de gélatine (à 2 gr. 50 0/0 d'eau salée physiologique) maintenue à 38°. A la suite, l'animal reste blotti dans un coin du laboratoire. A quatre heures, l'animal est tué par section du bulbe ; on recueille dans son péritoine 35 cc. de liquide incolore, transparent ; on lave ensuite les viscères et les parois abdominales avec 50 cc. d'eau salée physiologique (à 38°).

On n'en recueille que 40 cc. Le liquide gélatineux recueilli dans le ventre de l'animal est convenablement acidulé et soumis à une courte ébullition qui détermine la coagulation de l'albumine qui s'y trouve contenue ; on filtre ensuite à chaud et on lave à l'eau bouillante.

a) Le coagulum est séché à l'étuve et pesé après refroidissement dans un dessicateur = 0 gr. 217.

_____

(1) Pour que les expériences, instituées en vue de cette démonstration, soient concluantes, il faut que les parois abdominales et les viscères de l'animal en expérience soient lavés avec de l'eau salée physiologique pour dissoudre toute la gélatine qui aurait pu rester adhérente.

b) Le filtratum est évaporé lentement au bain-marie ; puis séché à l'étuve et pesé, après refroidissement, dans un dessicateur ; on obtient un résidu qui pèse 0 gr. 873.

Le liquide du lavage (40 cc.) est soumis au même traitement. Le coagulum pèse 0 gr. 063 ; le résidu du filtratum pèse 0 gr. 376.

En résumé, 100 cc. de liquide contenant 2 gr. 50 de gélatine sont injectés dans le péritoine d'un lapin ; le liquide trouvé à l'autopsie et celui résultant du lavage des parois et des viscères de l'abdomen, après séparation de l'albumine, donnent, par évaporation, un résidu de 1 gr. 249. Mais ce résidu de 1 gr. 249 n'est pas uniquement constitué par de la gélatine, car, si, au lieu d'injecter 100 cc. d'une solution de gélatine à 2 gr. 50 0/0 dans le péritoine d'un lapin, on injecte simplement 100 cc. d'eau salée physiologique, et si, au bout de deux heures, on tue l'animal par section du bulbe et on ouvre le ventre, on y trouve encore de 20 à 30 cc. de liquide. Or, ce liquide, peu de temps après son extraction, se prend en gelée ; il contient de l'albumine et une certaine quantité de fibrine.

Le résidu de ce liquide est plus abondant qu'on ne le croirait *a priori* et présente un aspect semblable à celui d'un résidu gélatineux.

Il y a plus encore. Si on lave les parois et les viscères de ce même animal avec de l'eau salée, on obtient un liquide qui contient, lui aussi, de l'albumine, et qui, après séparation de cette substance, donne par évaporation un résidu identique au précédent, comme le montre l'expérience suivante :

DEUXIÈME EXPÉRIENCE : Lapin mâle, bien portant, de 2,700 gr.

A 2 heures et demie, injection dans le péritoine de 100 cc. d'eau salée physiologique stérilisée et maintenue à 38°.

A la suite, l'animal reste blotti dans un coin du laboratoire.

A 4 h. 45, l'animal est tué par section du bulbe ; on recueille dans le péritoine 26 cc. de liquide incolore et transparent. Peu de temps après, ce liquide se prend en gelée.

On lave ensuite les viscères et la paroi abdominale avec 50 cc. d'eau salée physiologique à 38° ; on n'en recueille que 31 cc. et on abandonne le reste.

Le liquide trouvé dans le ventre de l'animal et celui provenant du lavage sont soumis aux mêmes opérations et pendant le même laps de temps que le liquide de l'expérience citée précédemment.

Le liquide trouvé dans le péritoine donne :

a) Coagulum . . . . 0 gr. 42
b) Résidu . . . . 0 gr. 30,65

Le liquide de lavage donne :

a) Coagulum . . . . 0 gr. 023
b) Résidu . . . . 0 gr. 108

En conséquence, le chiffre qui représente la somme des poids de ces derniers résidus est à défalquer de ceux obtenus lorsqu'on a évaporé le liquide gélatineux recueilli dans le ventre des lapins auxquels on a injecté 100 cc. d'une solution de gélatine. Partant, si, chez le lapin dont nous avons rapporté l'histoire plus haut et dans le ventre duquel on avait recueilli 35 cc. de liquide gélatineux, on défalque du chiffre 1 gr. 249 celui de 0 gr. 4,445, on obtient ainsi 0 gr. 8,345, qui doit représenter approximativement le poids de la gélatine contenue dans les 35 cc. de ce liquide. En effet, 35 cc. d'une solution à 2,5 0/0 de gélatine renferment 0 gr. 895 de gélatine.

M. Hayem apporte à cette démonstration l'appui de sa grande compétence. Les globules rouges, injectés dans le péritoine pendant une transfusion sanguine, passent en nature de la cavité péritonéale dans le sang. L'absorption, par le tissu cellulaire a lieu également, mais est moins sensible. Ces faits prouvent qu'une substance peut passer dans le sang, lorsqu'elle a été introduite dans le tissu cellulaire sous-cutané ou dans la cavité péritonéale, sans qu'il soit nécessaire, pour expliquer ce passage, d'invoquer une dissolution ou une dialyse (1).

A ces expériences, qui paraissent faites en toute sincérité scientifique, dans des conditions parfaitement précisées, Laborde, avec le secours de Gley et Cannus, vient opposer un démenti formel, et des contre-expériences, avec conclusions absolument, diamétralement opposées. Sans préjuger de la consécration de vérité que l'avenir donnera aux unes ou aux autres de ces conclusions, on a le droit de s'étonner et de rester péniblement impressionné, en voyant une pareille dissemblance de résultats dans les expériences de ces deux hommes, tous deux également considérables.

Gley et Camus retrouvent, dans leur première expérience, 1 gr. 90 (sur 2 injectés) de gélatine ; dans leur deuxième, 1 gr. 80; *dans leur troisième, 0 gr. 31.* Si bien que Laborde, à la tribune de l'Académie, montre, dans des tubes, la gélatine en nature trouvée dans le péritoine.

« Il est permis, dit-il, d'affirmer qu'il n'en a pas été absorbé une parcelle, pas même par les voies lymphatiques. » Quant à la coagulation, une seule fois elle a été accélérée (exp. II) ; les deux autres fois elle a été plutôt retardée.

A ne prendre que les résultats grossiers des expériences, il n'en est pas moins évident que dans la troisième, le résidu de

(1) Cette argumentation nous paraît manquer d'une valeur absolue, r le globule sanguin est un organisme vivant, doué de propriétés ;si le rapprochent singulièrement des produits dialysables à travers les membranes vivantes elles-mêmes.

gélatine était seulement de 0 gr. 34. Pourquoi cette différence d'avec les deux premières ?

Il a *dû* rester, disent Gley et Camus, plus de gélatine adhérente aux parois et aux viscères de l'abdomen. Malheureusement, en physiologie, une affirmation à la légère, sans base expérimentale, n'a pas grande valeur.

Si la solution de cette question : Y a-t-il absorption de la gélatine, n'avait qu'un intérêt de laboratoire, elle ne mériterait pas de nous occuper aussi longuement en cette étude, mais elle est la clef de voûte de la méthode. S'il n'y a pas d'absorption, il n'y a pas coagulation accélérée, et les anévrysmes doivent rester dans le même désarroi thérapeutique.

Or, il y a une question de fait qui est patente, c'est que les sujets à qui on a injecté des solutions gélatineuses ont, les uns guéri, les autres succombé. Ces derniers, comme on le verra plus loin, paraissent avoir fait des coagulations trop énergiques ou trop étendues dans leurs vaisseaux. Les autres ont dû leur guérison à la formation de caillots et au comblement de la poche anévrysmale.

Il faut donc, de toute nécessité, admettre l'absorption d'une dose quelconque d'une substance quelconque.

III. *La gélatine n'est pas absorbée; c'est une autre substance qui produit l'effet constaté.* — Laborde, après avoir admis qu'au bout d'un certain temps et sous l'influence imaginaire d'une diapédèse des particules gélatineuses, une certaine quantité de gélatine passait dans le sang, parle ensuite de modifications d'ordre à la fois biologique, chimique et d'une sorte de peptonisation. Au contact de la cellule vivante, la gélatine se transforme, par une sorte de digestion, en gélatino-peptone, et, dès lors, ce qui est absorbé, ce qui a passé dans le sang, ce n'est plus la gélatine, substance douée de propriétés coagulatrices, mais une substance qui possède une propriété toute contraire ou anticoagulatrice, comme la peptone.

Il n'en reste pas moins à expliquer l'action coagulante des injections gélatineuses sous-cutanées. Sur ce point, les auteurs ne sont pas d'accord.

Laborde prétend que cette action est due à l'acidité de la gélatine qui résulte de sa préparation industrielle. Les acides jouent un rôle positif dans la coagulation sanguine, comme cela semble démontré par les recherches de MM. Gley et Camus, consignées dans les *Archives de Physiologie* (1896).

Puis, dans une autre communication, cet auteur a changé d'avis.

Cette fois, il admet que les injections réitérées et nombreuses, suivies de l'absorption, certaine cette fois, de grandes quantités de liquide, amènent des modifications de pression intravasculaire, ou tout autre changement inconnu du sang en circulation de nature à favoriser la coagulation.

Cette dernière explication tombe devant les faits. Ce ne sont pas 200 cc. de liquide injectés, tous les huit jours, sous la peau qui peuvent perturber l'hydraulique circulatoire.

Dans une des dernières séances de la Société de médecine pratique de Montpellier, MM. Bosc et Vedel ont émis l'opinion que les phénomènes observés du côté du sang, après les injections de solutions gélatinées, sont dus au sérum physiologique qui sert de véhicule à la gélatine.

M. Delezenne, reprenant les objections déjà formulées par Laborde, fait remarquer la difficulté qu'il y a à juger des différences de coagulabilité du sang des mammifères, soutient que la gélatine, même en injection intrapéritonéale, ne se résorbe pas, et considère comme douteuse, en admettant même qu'une partie de la substance injectée disparaisse, sa pénétration, à l'état de gélatine, dans le torrent circulatoire.

M. Delezenne croit, personnellement, que « l'action de la

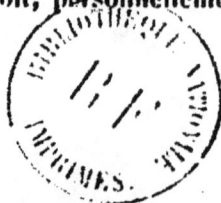

2

gélatine sur le sang est surtout fonction de l'état physique (état colloïdal) de ses solutions. On sait, et Duclaux a particulièrement insisté sur ces faits, que les substances colloïdales ont la propriété de se précipiter les unes les autres. Ajoutez une faible quantité de tannin à une solution de silice colloïdale, vous en accélérez considérablement la coagulation. La gélatine elle-même précipite le tannin; les solutions gommeuses, la silice gélatineuse. Il est très vraisemblable que son action sur le sang est un phénomène du même ordre : les solutions de la gélatine n'auraient guère d'autre effet que de favoriser, par action de présence, pour ainsi dire, la coagulation des solutions colloïdales de fibrinogène » (1).

IV. *La mesure de la coagubilité est chose difficile.* — Laborde, de critique en critique, en vient à douter de la réalité de l'action coagulatrice des injections gélatinées. S'il n'exprime pas formellement cette idée, du moins elle transparaît de sa communication.

« Si, dans les prises successives de sang pour en consta-
» ter la coagubilité en fonction de temps, l'on ne prend pas
» les précautions les plus attentives, les plus minutieuses,
» notamment et principalement, en ce qui concerne la plaie
» vasculaire et la canule qui y est introduite, l'on s'expose
» aux plus grossières erreurs. »

En effet, quatre prises de sang sont faites successivement sur un lapin. Voici le temps des coagulations exprimées en minutes :

1re prise à 2 h. 30 coagulation en 9 minutes 1/2
2e   —   2 h. 47   —   10 minutes 1/2
3e   —   3 h. 6   —   5 minutes 1/2
4e   —   3 h. 28   —   1 minute

(1) Delezenne. — Communication à la Soc. des sc. méd. de Montpellier, séance du 3 février 1899, in *Montpellier médic.* 1899, p. 253.

Nettoiement de la canule et de la plaie :

5° prise à 3 h. 54, coagulation en 14 minutes.

Aussi, dès la 4° prise, la coagulation se fait avec la rapidité d'une minute ; et il suffit de modifier les conditions locales pour voir immédiatement se réaliser le phénomène à une distance beaucoup plus éloignée, 14 minutes.

« Cette énorme disproportion montre de quelle importance, » absolument capitale ; sont les précautions expérimentales » qu'il est nécessaire de prendre, et, faute desquelles, on » court le risque des plus graves erreurs ; car il est facile » d'attribuer à l'influence d'une substance quelconque — fût- » ce la gélatine — une modification dans la coagubilité du » sang, qui ne lui appartient en aucune façon » (Laborde).

Cette difficulté dans l'appréciation des résultats est réelle, mais elle n'est pas inéluctable. Il suffit d'entreprendre des expériences sur deux séries d'animaux, les uns injectés, les autres non injectés.

Les médecins désireux d'essayer ce nouveau moyen curatif des anévrysmes ne retireront de ce chapitre physiologique aucune lumière. Mais il faudrait bien se garder de tomber dans un scepticisme décourageant. Dans la question en litige, il y a deux choses distinctes : le fait et l'explication.

Le fait repose sur des observations recueillies par des cliniciens d'un grand mérite : Lancereaux et Huchard ; et il paraît bien démontré que les injections sous-cutanées de solutions gélatineuses amènent une coagulation dans les tumeurs anévrysmatiques. Quant à l'explication du mode d'action de ces solutions, elle est presque tout entière à trouver. Les expériences instituées et publiées jusqu'à présent offrent trop de contradictions pour qu'on puisse, dans un sens ou dans un autre, être autorisé à présenter une théorie quelconque de l'action de la gélatine. Cette constatation de l'obscurité actuelle du problème physiologique est bien faite pour enrayer l'enthousiasme des thérapeutes qui avaient un instant entrevu une cure possible des anévrysmes internes. Malgré tout, il ne faut point faire fi de cette méthode, elle a donné des succès dans les mains de Lancereaux et d'Huchard. On a le droit d'en tenter l'application dans les cas d'anévrysmes aortiques graves quand tout autre moyen est resté infructueux. Il est, pour cela, nécessaire d'agir avec une grande prudence et de se conformer aux préceptes de Lancereaux, que nous allons maintenant exposer dans tous leurs détails.

EXPOSÉ DE LA MÉTHODE. — TECHNIQUE

Tous les moyens qu'on a mis en œuvre contre les anévrysmes, qui échappent à l'action chirurgicale, ont tous pour but idéal de favoriser la formation de caillots dans la poche. Cette thérapeutique est dérivée du mode naturel de guérison spontanée des anévrysmes par la formation de strates de plus en plus épaisses de fibrine au niveau de la dilatation artérielle. Malheureusement, l'action locale sur les parois du sac (compression), l'action à distance sur l'artère (compression-ligature), l'action locale sur le sang de la poche dans le but de provoquer sa coagulation (acupuncture, électropuncture, injections coagulantes), l'action, enfin, sur la masse du sang, dans le but de rendre ce liquide plus coagulable (diète, saignées répétées, médicaments divers), tous ces moyens n'ont donné que des résultats inconstants ou médiocres, sinon mauvais.

C'était donc une trouvaille d'un grand intérêt pour le pathologiste que celle des injections de gélatine qui augmentaient à volonté le pouvoir de coagubilité du liquide sanguin. On pouvait et on devait craindre seulement que cette coagubilité, en devenant trop grande, n'occasionnât des accidents divers dans le torrent circulatoire. Ces accidents ne peuvent pas être éludés d'une façon certaine, mais, si l'on considère les conditions locales réalisées au niveau d'un anévrysme, on verra que l'action coagulante s'exerce à ce niveau d'une façon intensive et presque exclusive. En effet, en ce point, le sang étant en contact avec une paroi artérielle qui est hérissée d'inégalités, de plus, le courant circulatoire étant ralenti en raison de l'ectasie vasculaire, il en résulte que les deux conditions les plus favorables à la coagulation coexistent et appellent le dépôt de couches fibrineuses de plus en plus considérables jusqu'à l'oblitération de la cavité.

Pour introduire la gélatine dans l'économie, nous avons déjà vu, en physiologie, que deux moyens s'offraient à nous : l'injonction sous cutanée ou l'injection intra-vasculaire. L'injection sous-cutanée, la plus critiquée, reste encore la seule dont on doive user jusqu'à plus ample informé. En voici la technique d'après Lancereaux.

A. — On fait une solution de gélatine dans le sérum physiologique (solution de chlorure de sodium à 7o/oo) à 2 o/o. (La solution à 1 o/o est trop peu active).

> Gélatine blanche, 4 gr.
> Solution NaCl (à 7 p. 1000). 200 cc.

Cette solution est placée dans un ballon fermé aseptiquement, par exemple avec un tampon de coton hydrophile et stérilisé à 115°. Si on doit pratiquer, comme c'est le cas le plus habituel, plusieurs injections gélatineuses, on fait préparer plusieurs ballons à l'avance. On les met, pendant quelques jours, à l'étuve à 38° et on distingue ainsi, d'une façon rigoureuse, ceux qui se troublent et qu'on doit rejeter d'avec ceux qui restent limpides et qu'on peut employer. Quand un flacon est débouché, on doit l'employer séance tenante, et ne pas le faire servir pour plusieurs injections à quelques jours d'intervalle.

B. — L'injection de gélatine sous la peau se pratique de la même façon que l'injection de sérum, mais avec des soins d'asepsie encore plus grands et quelques précautions spéciales.

Le même appareil peut servir. Il consiste en un ballon de 200 à 500 cc., facilement stérilisable à 120° ou tout simplement par l'ébullition dans l'eau pendant quelques minutes. A ce ballon, on adapte un bouchon en caoutchouc traversé de deux tubes de verre. L'un d'eux plonge jusqu'au fond du vase et est relié par un tube en caoutchouc avec une aiguille de fort calibre et stérilisable ; l'autre, plus court, est relié par un tube en caoutchouc, avec une poire à soufflerie ou une pompe foulante comme celle de l'appareil Potain. Pour augmenter encore la sécurité de l'asepsie, on peut interposer sur ce dernier tube un petit ballon de verre, rempli d'ouate et destiné à purifier l'air qui va comprimer le liquide.

L'ensemble de cet ajutage (bouchons, tubes et aiguille) doit être bouilli avant la mise en place sur le ballon contenant la solution gélatinée. Ce ballon est placé dans un bain-marie à 37 ou 40° et, lorsque la gélatine est liquéfiée, on commence l'injection.

L'endroit choisi pour l'injection, la fesse de préférence, est soigneusement lavé au savon, puis à l'éther. On y introduit l'aiguille profondément, de façon que la pointe se trouve au voisinage de l'aponévrose fessière. L'injection doit être faite rapidement et terminée dans l'espace d'un quart d'heure.

Dans ces conditions, l'injection n'est pas ou est très peu douloureuse. L'absorption se fait rapidement et n'est suivie d'aucune réaction locale ou générale. Cependant, il arrive que les malades, selon leur susceptibilité plus ou moins grande à la douleur, manifestent pendant et après l'injection une certaine souffrance.

Enfin, la réaction générale est variable selon la quantité de liquide injecté. Il est probable, sans que notre expérience nous permette de l'affirmer toutefois, que l'élévation thermique est proportionnelle au volume de sérum injecté.

L'effet se produit assez vite. Il faut aider l'injection par quelques précautions importantes. Le repos au lit est de règle pendant toute la durée du traitement. Le régime alimentaire doit être surveillé de très près, car il exerce une action considérable sur la tension artérielle et celle-ci tient sous sa dépendance le développement et la rupture du sac anévrysmal.

Huchard, auquel cette question de la tension artérielle est particulièrement chère, dit en propres termes : « Si, dans la cure des anévrysmes on doit se préoccuper du contenu, c'est-à-dire du sang à coaguler, on ne doit pas se désintéresser du contenant, c'est-à-dire de la poche elle-même, dont la distension suit assez exactement les progrès de l'hypertension artérielle. C'est elle que la thérapeutique doit encore viser, c'est elle qu'elle doit combattre sans relâche ni trêve, si l'on veut que les injections coagulantes et les autres méthodes curatives aient leur plein effet » (1).

Les préceptes d'Huchard n'entament en rien la valeur de la nouvelle méthode de traitement, ils prouvent seulement qu'elle n'est pas exclusive des moyens adjuvants. Ils peuvent se formuler ainsi : éviter le plus possible, par une alimentation appropriée, la présence dans le sang de toxines alimentaires dont la puissance vaso-constrictive, c'est-à-dire hypertendante est depuis longtemps démontrée. Par conséquent, il y a lieu de proscrire les bouillons et potages gras, les viandes de toute sorte et surtout les viandes faisandées et peu cuites, les jus de viande, les poissons et surtout les poissons de mer, le gibier, les conserves alimentaires, les fromages fermentés.

Les anévrysmaliques, suivant la gravité de leur cas, doivent être soumis, soit au régime lacté exclusif, soit au régime lacté mitigé ou lacto-végétarien (2 litres de lait par jour, par exemple,

(1) Huchard. — In *Bull. Acad. de méd.* Séance du 15 nov. 1898, p. 123.

tous les légumes et tous les fruits, jamais de viande.) Le thé, le café, les liqueurs, les bières fortes, le vin en excès, le tabac, sont naturellement défendus.

Les iodures et les médicaments vaso-dilatateurs, c'est-à-dire hypotenseurs (trinitrine) peuvent être utiles, mais *jamais autant que le régime alimentaire* (Huchard).

L'injection est répétée tous les six à huit jours jusqu'à l'oblitération de la poche, on peut faire de 12 à 24 injections.

Lorsqu'une collatérale importante s'ouvre dans la poche de l'anévrysme, Lancereaux conseille d'abaisser le titre de la solution de gélatine de 2 à 1 ou 1,5 °/₀ et de laisser entre deux injections consécutives un intervalle de huit à dix jours.

Laborde, convaincu que l'introduction de la gélatine dans le sang ne saurait être réalisée par l'injection sous-cutanée, est amené à conseiller de pratiquer directement l'injection dans la poche anévrysmale elle-même, pour avoir la certitude de mettre en jeu et d'utiliser la propriété coagulatrice de la gélatine.

On ne saurait reconnaître que cet auteur est logique avec lui-même, et que son induction du laboratoire à la clinique est très serrée, mais il nous ramène aux vieilles pratiques dangereuses du ressort de montre, de l'acupuncture, des injections locales de perchlorure de fer. Il n'existe pas, du moins à notre connaissance, d'observations où ce procédé opératoire ait été mis en œuvre; pour notre part, instruit par les histoires d'embolie consécutives aux manœuvres portant sur la poche anévrysmale, nous préférerions abandonner les injections gélatineuses plutôt que de recourir à ce mode d'application.

Les anévrysmes ne sont pas la seule indication de ces injections; toutes les fois qu'il y a utilité à rendre le sang plus coagulable, pour enrayer une hémorragie interne, par exemple, on peut les mettre à profit. Elles agissent toujours par le même mécanisme en favorisant la formation du caillot au niveau des plaies vasculaires.

C'est ainsi que dans les hémoptysies rebelles, dans certaines métrorragies, dans les épistaxis abondantes, chez les hémophiles, elles peuvent rendre des services. Nous en rapportons plus loin quelques nouvelles observations.

Il va sans dire que la technique opératoire ne varie que dans la quantité à injecter. On pourra, dans ce cas, se borner à des doses variant de 20 à 50 c.c. pendant 1 à 5 jours. Il est bon de ne pas dépasser la dose maxima de 200 c.c. à 2 %.

Les pages suivantes sont consacrées à la publication des observations malheureuses ou heureuses déjà connues et de deux cas personnels.

Observation I (*in extenso*)

Paludisme ; aortite en plaques avec anévrysme de la crosse de l'aorte. Injections sous-cutanées de gélatine ; guérison.
(In *Journ. de méd. int.* 1897, p. 231.)

Charles P..., brodeur, âgé de 46 ans, a des antécédents héréditaires excellents ; ses parents, bien portants, sont morts à un âge très avancé : son père, à 68 ans, de pneumonie, et sa mère, à 80 ans, probablement de la même maladie.

Lui-même s'est toujours bien porté ; n'a jamais eu de fièvres éruptives, ni de fièvre typhoïde ; il n'a pas eu la syphilis. Vers l'âge de 17 ans, a eu des palpitations et des migraines, mais n'a présenté aucun autre signe d'herpétisme.

A 19 ans, il va en Afrique, où il reste 14 mois ; là, il contracte la fièvre palustre, mais à peine a-t-il un ou deux accès fébriles, rapidement combattus par la quinine.

En quittant l'Afrique, il voyagea beaucoup, surtout en Belgique et en Hollande ; enfin en 1881, il rentra définitivement à Paris et prend le métier de brodeur qu'il a toujours exercé depuis.

Pendant ce temps, et jusqu'il y a trois ans, il a toujours joui d'une excellente santé. Il y a quatre ans, il achète une machine pour faire des boutonnières, qui l'obligea à faire de efforts considérables et continuels. Il travaillait depuis six mois à cette machine lorsqu'il commença à éprouver, sur le trajet des premiers nerfs intercostaux droits, des douleurs névralgiques violentes, revenant par accès et s'irradiant dans la partie interne du bras correspondant.

Depuis deux ans, à ces douleurs névralgiques, s'ajoutèrent de véritables crises d'angine de poitrine, consistant en tiraillements à la région précordiale, qui s'irradient dans le bras gauche et s'accompagnent d'angoisse et d'oppression ; — ces crises, presque journalières, survenaient surtout la nuit ou à l'occasion du moindre effort. — C'est alors que le malade fut obligé de quitter son travail.

Enfin, en juin 1896, les douleurs névralgiques intercostales étaient devenues atroces, lorsque le malade s'aperçut de l'existence d'une tumeur grosse comme une mandarine, au niveau des troisième et quatrième cartilages costaux, un peu à droite du sternum ; depuis lors, cette tuméfaction pulsatile n'a fait que s'accroître.

C'est dans cet état que le malade nous fut adressé, le 23 décembre 1896, par le docteur Besançon, qui le soignait depuis un certain temps.

C'est un homme bien constitué, maigre, légèrement pâle ; il présente, sur la partie supérieure de la poitrine, une tumeur grosse comme une tête d'enfant et qui mesure 12 cm. dans le sens vertical et 12 cm. 5 dans le sens transversal. Cette tumeur a érodé les 2e, 3e et 4e cartilages droits, les extrémités des côtes correspondantes et, de plus, une grande partie de sternum, car elle dépasse la ligne médio-sternale de 3 cm. vers la gauche. Animée de battements synchrones aux pulsations des artères, et, en plus, d'un mouvement d'expansion très net suivant de près la systole ventriculaire, la tumeur ne présente pas de frémissement à la palpation, et l'auscultation permet d'entendre, à son niveau, deux battements réguliers non accompagnés de souffles ni d'aucun autre bruit anormal.

Le cœur est légèrement augmenté de volume ; on sent battre sa pointe dans le 5° espace gauche à 10 cm. de la ligne médiane ; ses battements sont normaux ; seul, le 2° bruit à l'aorte est un peu plus claquant que d'ordinaire. Le pouls est régulier (100 pulsations à la minute), il est synchrone aux deux bras et de même intensité ; les radiales ne sont ni dures ni sinueuses. L'anévrysme siège donc sur la première portion de la crosse aortique ; il est manifestement lié à une aortite en plaques ou aortite paludique, car le reste du système vasculaire paraît absolument intact.

Les autres organes ne présentent rien de particulier à noter ; les poumons sont normaux ; le foie est abaissé ; la limite supérieure de sa matité remonte à la 5° côte, et, en bas, elle dépasse le rebord costal de 2 travers de doigt ; la rate, normale, mesure 10/15 cm. Pas d'œdème des jambes ni de troubles trophiques ; le malade ne se lève pas la nuit pour uriner ; il rend, dans les 24 heures, environ un litre et demi d'urine, qui ne renferme pas d'albumine, ni aucun autre élément anormal.

Le malade souffre beaucoup, il a, presque toutes les nuits, des crises d'angine de poitrine ; de plus, il ne peut rester que *couché sur le côté droit*, car, chaque fois qu'il essaie de changer de position, de se redresser ou de se coucher sur le dos, il est pris de quintes de toux pénibles, coquelucheïdes, avec raucité de la voix ; en même temps il éprouve de l'oppression et des douleurs profondes avec angoisse.

Pendant son séjour à l'hôpital, la tumeur augmente progressivement et rapidement de volume ; le 15 janvier 1897, elle mesure 14/15 cm. ; de plus, à sa surface, ont apparu des bosselures ecchymotiques, molles et dépressibles, au niveau desquelles on sent que le sang est directement en contact avec la peau très amincie. La situation est critique et le danger devient imminent.

Le 20 janvier, pour la première fois, nous pratiquons dans le tissu sous-cutané de la fesse gauche une injection de 250 cc. d'une solution de gélatine (3 pour cent de sérum artificiel) stérilisée et maintenue à 37°. Il se produit, à la suite, de la rougeur à l'endroit de l'injection et la température monte à 38°. Le lendemain tout était rentré dans l'ordre, mais de plus, on put constater que la tumeur était devenue manifestement plus ferme et que les battements paraissaient comme éloignés. Dans la nuit, il rendit environ un litre d'urine de densité 1016 et ne contenant ni sucre ni albumine.

Les jours suivants, la tumeur diminua un peu de volume et les douleurs se calmèrent mais bientôt elle reprit ses dimensions primitives, ses parois redevinrent molles et l'on sentit de nouveau le sang battre sous la peau en même temps que les douleurs intercostales faisaient leur apparition.

Le 10 février, on pratique une injection de 150 cc. d'une solution de gélatine (à 1 pour 100 de sérum physiologique stérilisé) ; elle ne fut suivie d'aucune réaction locale ou générale. A la suite, la poche diminue visiblement de volume, et les parties molles sont devenues fermes ; mais ce qu'il y a de plus remarquable, c'est la cessation complète de toute espèce de douleur ; depuis lors, le malade n'a plus souffert au niveau de ses nerfs intercostaux, il n'a plus eu des crises d'angine de poitrine ; il peut se coucher sur le dos et même sur le côté gauche sans éprouver de l'oppression, sans avoir des quintes de toux coquelucheoïde et sans que la voix devienne rauque.

Depuis le 10 février au 7 mai, on fit au malade 12 injections semblables à la précédente (le 25, le 27, le 29, et le 31 mars, le 2, le 6, le 9, le 11 et le 28 avril, et enfin le 1ᵉʳ et le 7 mai). Le 22 mai, on constate que la tumeur a diminué de volume (2 cm. dans le sens vertical sur 1 cm. dans le sens transversal) et qu'elle est devenue très ferme ; à la palpation on y perçoit encore des battements, mais ce sont des battements en masse, transmis par l'aorte, et non pas des mouvements d'expansion causés par la pénétration du sang dans la poche.

En outre, le malade n'éprouvant plus aucune douleur, demande avec insistance à sortir ; il quitte l'hôpital le 25 mai.

Revu un mois plus tard, le malade avait commencé à travailler et son état se maintenait satisfaisant, il fut alors présenté à l'Académie de médecine (le 22 juin 1897).

Pendant une année, le malade n'a plus souffert du tout, sauf quelques vagues douleurs névralgiques au moment des changements de temps : nous l'avons vu à plusieurs reprises : la poche anévrysmale est restée dure, animée de pulsations transmises, mais sans présenter des battements d'expansion. Pendant l'hiver, le malade a eu plusieurs accidents, malgré lesquels il a continué à se bien porter : il s'est enrhumé et a beaucoup toussé, est tombé d'un omnibus, et à plusieurs reprises a monté à pied au sixième étage. Il a continuellement travaillé, soit à écrire, soit à dessiner, soit à broder.

Vers le 15 juin 1898, il commença à ressentir au niveau de l'anévrysme des douleurs violentes s'irradiant le long des nerfs intercostaux ; en même temps, il s'aperçoit que la partie inférieure de la tumeur a augmenté de volume ; à la poche ancienne, s'est surajoutée une petite poche nouvelle, faisant une saillie du volume d'une noix. Il entre à l'hôpital le 23 juin, où l'on constate que l'ancienne poche anévrysmale a conservé son volume, sa fermeté ; elle ne présente pas de mouvements d'expansion ; la petite poche surajoutée est, par contre, molle,

mais elle, non plus, n'est pas siège de mouvement d'expansion.
Du 23 juin au 1ᵉʳ juillet, on fit au malade deux injections sous-
cutanées de 200 gr. d'une solution de gélatine à 2 0/0 de
sérum artificiel.

La petite poche durcit immédiatement ; elle parut même
diminuer et les douleurs cessèrent. Le 2 juillet, le malade put
aller à l'hôpital Trousseau, où il monta à pied trois étages.

Le surlendemain, se sentant bien, le malade quitta l'hôpital
et reprit son travail ; il revint nous voir vers la fin de juillet,
la petite poche avait diminué considérablement, elle était aussi
dure que la grosse avec laquelle elle s'était confondue.

Le 12 août, sans cause appréciable, le malade recommença
à souffrir de douleurs névralgiques le long de son quatrième
nerf intercostal droit ; en même temps, apparut à la partie
inférieure de la poche ancienne une saillie volumineuse allongée transversalement.

La douleur était tellement violente que le malade fut obligé
de se coucher et garda le lit pendant trois jours ; il essaya
alors de travailler, mais la douleur devenait de plus en plus
intense ; il ne dormait plus et il ne mangeait plus, tant à cause
de la douleur qu'à cause d'une gêne dans les mouvements de
la déglutition. Il rentra à l'hôpital le 1ᵉʳ septembre, exténué
de fatigue et considérablement amaigri.

À l'examen on constate que le cœur n'est pas volumineux ;
la pointe bat dans le cinquième espace à 8 cm. de la ligne
médiane ; à l'auscultation on perçoit à tous les orifices des
bruits normaux. La tumeur anévrysmale paraît formée de deux
parties : l'une supérieure, volumineuse, sphérique ; l'autre,
située immédiatement au-dessous et accolée à la précédente,
est allongée dans le sens transversal ; entre ces deux portions
existe un léger sillon ; la poche supérieure présente une consistance ferme, comme du bois, tandis que l'inférieure est molle,
dépressible ; ni l'une ni l'autre, néanmoins, ne présentent de

mouvements d'expansion. A l'auscultation on ne perçoit pas de souffles au niveau de la tumeur, mais on entend les deux battements aortiques. Le pouls régulier et normal bat 88 fois à la minute. Les autres organes ne présentent rien de particulier à signaler.

Notre premier soin fut de calmer la souffrance; on fit donc au malade une injection sous-cutanée de 0,02 centigr. de morphine qui détermina un sommeil de plusieurs heures; on pratique alors une injection de gélatine (4 gr. dans 200 cc. de sérum artificiel).

Dès le lendemain, la partie inférieure de la poche, molle jusque-là, devint manifestement plus ferme et les douleurs diminuèrent sans toutefois disparaître entièrement. Le 3 septembre, nouvelle injection identique à la précédente; le 10 septembre, injection de 200 c. cubes d'une solution de gélatine 5 0/0; la résorption se fit lentement et le malade eut le soir un peu de fièvre (38°). A la suite, les douleurs ont complètement disparu; toute la poche est ferme, sauf en un point situé à sa partie inférieure et interne où elle est molle et dépressible.

Deux nouvelles injections de gélatine, chacune de 400 cc. (d'une solution à 2 0/0), furent suivies d'un durcissement total de la poche qui diminue manifestement de volume.

Encore une fois, ce malade peut être considéré comme guéri.

Voilà donc un homme atteint depuis trois ans d'un gros anévrysme de la première portion de la crosse de l'aorte, qui est soumis à des injections sous-cutanées de gélatine; sous l'influence de ce traitement, le sang qui pénétrait dans la poche se coagule et l'oblitère; puis peu à peu les caillots deviennent plus fermes, se rétractent; en même temps la poche diminue de volume et les douleurs atroces dont le malade souffrait avant le traitement disparaissent comme par enchantement.

Pendant un an, la guérison se maintient, mais tout à coup, il se produit un décollement à la partie inférieure de la poche ; le sang lancé par le ventricule pénètre entre le caillot et la paroi ; il se forme à ce niveau une petite poche adjacente à la précédente, molle, animée de battements d'expansion, et qui, comprimant un nerf intercostal, détermine de vives souffrances. Quelques injections de gélatine font coaguler le sang dans cette nouvelle poche, qui se rétracte et, en mêmetemps, les douleurs disparaissent.

Observation II (*in extenso*)

Anévrysme de la crosse aortique, traité par des injections sous-cutanées de gélatine. — Guérison.
(In *Journ. de méd. int.* 1897, p. 231.)

Louis Ch..., chauffeur, âgé de 18 ans, entre dans notre service le 16 mai 1898. Huit mois auparavant, un matin, pendant une pituite, le malade ressentit tout à coup un craquement au niveau de l'angle formé par le sternum et la clavicule droite, et cracha un peu de sang ; depuis lors, de temps à autre, il éprouve à cet endroit des douleurs profondes et d'intensité modérée ; mais depuis deux à trois mois, il ne peut plus faire aucun effort, car, dès qu'il essaie de soulever un certain poids ou même simplement s'il se baisse pour ramasser quelque chose, il devient immédiatement violacé et il éprouve une violente oppression.

Les antécédents héréditaires de cet homme ne présentent rien de particulier à noter ; lui-même s'est toujours bien porté et n'a jamais eu ni fièvres éruptives ni fièvre typhoïde. Né à Paris, qu'il a toujours habité, il a fait son service militaire à

3

Grenoble et Besançon ; il n'a jamais été dans un endroit palustre et n'a pas eu de fièvres intermittentes. Il n'a pas présenté, de même que ses parents, aucun signe d'herpétisme ; n'a eu ni migraines, ni épistaxis, ni hémorroïdes, ni douleurs articulaires, il ne se lève pas habituellement la nuit pour uriner.

A 25 ans, il eut un chancre, au régiment, mais qui n'a été suivi d'aucun accident secondaire ou tertiaire. Il s'est marié à 36 ans, mais n'a pas d'enfants, et sa femme n'a pas fait de fausses couches.

Il y a six ans, il eut un phlegmon à l'avant-bras gauche et, peu après, il commença à enfler de tout le corps et à être oppressé ; on constata la présence de l'albumine dans ses urines. Pendant deux mois, il fut soumis au régime lacté ; l'œdème disparut au bout de 15 jours ; deux mois plus tard il reprenait son travail et depuis lors il n'a plus eu aucun trouble du côté de la fonction urinaire, pas même de polyurie nocturne.

Depuis plusieurs années, le malade a, de temps à autre, des pituites matinales, et son sommeil est agité par des cauchemars ; il avoue boire du rhum, le matin, et environ 3 litres de vin journellement.

Depuis l'âge de 26 ans, il est employé comme chauffeur dans les lavoirs et est obligé de soulever des charges très lourdes.

C'est un homme fort, robuste, bien constitué ; sa face est colorée et il n'est pas chauve ; son cou est très gros, épais ; néanmoins, le corps thyroïde paraît normal.

Le thorax est bien développé, très large ; il est sillonné de nombreuses veines superficielles, sinueuses dans sa moitié supérieure et principalement du côté droit ; il y a une stase manifeste dans la circulation veineuse de la tête et de toute la partie supérieure du thorax.

Le cœur est normal, mais ses battements sont difficilement perçus à la palpation à cause de l'épaisseur de la paroi thoracique. Il existe en outre, un second centre de battements dans le deuxième espace intercostal droit, sur une étendue transversale de 5 cent. (à partir de 2 cent. du bord du sternum); on ne perçoit pas de frémissement à ce niveau. La percussion donne une matité s'étendant à 10 cent. du bord droit du sternum. A l'auscultation on entend, à la pointe, à l'aorte et à tous les orifices, les deux battements normaux, et non accompagnés de souffles ni de dédoublements ; mais à droite du sternum, au niveau de l'anévrysme, on perçoit un double souffle, allongé, mais très doux, qui se propage vers la clavicule et l'aisselle, et dont le maximum d'intensité se trouve dans le premier espace intercostal, à 10 cent. de la ligne médiane. Le doigt, introduit profondément vers le bas, au niveau de la fourchette sternale, ne perçoit pas les battements de l'aorte. Les battements des carotides sont normaux et synchrones des deux côtés ; il en est de même des radiales, qui ne sont ni dures ni sinueuses et qui battent 72 fois à la minute ; le pouls est plus faible à la radiale gauche qu'à celle de droite, cela doit tenir à une anomalie dans le calibre des vaisseaux. Les poumons sont normaux ; le foie, un peu abaissé, déborde les fausses côtes d'un travers de doigt ; la rate, normale, mesure 10 cent. sur 15.

L'estomac et les organes abdominaux paraissent normaux ; pas d'ascite ni de météorisme, ni circulation veineuse collatérale au niveau de la paroi du ventre. Le malade rend, dans les 24 heures, environ 1500 gr. d'urine, d'une densité de 1025, et qui ne renferme aucun élément anormal.

Le 20 mai, on fait au malade, à la fesse droite, une injection sous-cutanée de 200 cc. d'une solution contenant 2 gr. de gélatine pour 100 de sérum artificiel. Jusqu'au 1er août, on lui fait 10 injections semblables, environ une par semaine, et ce jour-là on constata, d'une façon manifeste, que les battements de l'anévrysme sont moins forts ; que le double souffle qu'on entendait à ce niveau n'existe plus et que, de plus, les veines sous-cutanées, très dilatées et sinueuses, qui couvraient la partie supérieure du thorax, ont disparu ; le malade n'est plus cyanosé, n'est plus oppressé, et, se sentant tout à fait bien, demande à sortir pour reprendre son travail. On le retient néanmoins et, le 11 et 17 août, on lui pratique encore deux injections semblables aux précédentes qui ont été suivies d'une légère ascension de la température.

Depuis lors, l'état se maintient aussi satisfaisant que possible. Le 20 août, on examine de nouveau le malade et on constate que la cyanose a disparu, et on ne voit plus les veines sinueuses qui, à l'entrée du malade à l'hôpital, sillonnaient la partie supérieure droite du thorax. Le cœur est normal et ne présente rien de particulier à l'auscultation. Au niveau du 1er et du 2me espace droit, on ne perçoit plus le double souffle que l'on entendait autrefois, il est remplacé maintenant par les deux battements de l'orifice aortique. Les autres organes ne présentent rien de particulier à noter (1).

Le 6 septembre, le malade quitte l'hôpital sur sa demande.

Cette seconde observation a donc trait à un homme atteint, depuis huit mois, d'un anévrysme de la première portion de la crosse de l'aorte ; la poche qui s'est développée surtout en arrière, comprime la veine cave supérieure ; il en résulte une stase manifeste dans la circulation veineuse de la tête, du cou et de la partie supérieure du thorax, stase qui se traduit par l'apparition d'une circulation collatérale sous-cutanée.

Cet homme, comme le précédent, est soumis à des injections sous-cutanées de gélatine. Sous l'influence de ce traitement, le sang, qui pénétrait dans la poche en produisant un

_____

(1) On trouvera le calque radioscopique de l'anévrysme dans le *Journal de méd. int.*, 1898, p. 233.

double souffle, se coagule et la cavité s'oblitère, en même
temps que le double souffle disparaît. Puis, peu à peu, les
caillots se rétractent et la poche, diminuant de volume, ne comprime plus la veine cave supérieure ; consécutivement, on
constate la disparition de la cyanose et de la circulation veineuse collatérale.

Un résultat non moins satisfaisant a été obtenu par le même
traitement, dans un cas d'anévrysme de l'artère sous-clavière
droite.

Observation III

Anévrysme de l'artère sous-clavière droite. — Traitement par les injections sous-cutanées de gélatine. — Guérison

Achille F..., cocher, âgé de 50 ans, entre dans mon service
le 11 janvier 1898.

Ce malade, qui nous a été envoyé par M. le docteur Jousset,
éprouva tout à coup, en juillet 1897, en lavant sa voiture, un
engourdissement avec fourmillements dans le bras droit, qui
resta insensible et froid pendant environ 5 minutes. Les jours
suivants, cet accident s'étant renouvelé, accompagné de douleurs lancinantes sur le trajet des nerfs du bras, le malade alla
consulter un médecin, qui constata, dans le creux sus-claviculaire gauche, l'existence d'une tumeur pulsatile, et prescrivit
de l'iodure de potassium. Mais, peu à peu, le bras devint faible
et le malade put à peine s'en servir, de sorte qu'il fut
obligé de quitter son métier. Depuis lors, il a continué à souffrir
beaucoup tout le long du bras, principalement le matin en se
levant.

Rien de particulier à signaler dans les antécédents héréditaires du malade. Lui-même s'est toujours bien porté ; n'a pas
eu de fièvres éruptives, ni de fièvre typhoïde ni de fièvres

intermittentes, malgré un séjour d'un mois en Afrique (Alger). Il n'a présenté aucun signe d'herpétisme et n'est pas atteint d'artério-sclérose. A l'âge de 31 ans, il a dû avoir la syphilis ; à cette époque, en effet, il a eu un chancre et, quelque temps après, des ulcérations sur le voile du palais. Il s'est marié à 16 ans et a un enfant bien portant ; sa femme n'a pas fait de fausses-couches. Il habite Paris depuis 1864 et exerce le métier peu fatigant de cocher de remise.

C'est un homme robuste, gros et gras, très poilu et à face colorée. Son cœur paraît un peu volumineux, on sent la pointe battre dans le 5e espace, à 13 cm. de la ligne médiane, mais l'auscultation ne révèle rien d'anormal. Les poumons sont intacts, le foie de même ; la rate mesure 11/16 cm. Rien de particulier du côté des urines. Il rend, dans les 24 heures, environ 1.500 gr. d'urine, ayant 1.027 de densité et ne renfermant ni sucre ni albumine : pas de polyurie nocturne.

Dans le triangle sus-claviculaire droit, on constate la présence d'une tumeur du volume d'une grosse noix, appréciable au palper et même à la vue, lorsque le malade est debout : elle occupe le milieu de l'espace compris entre le sterno-cléido-mastoïdien et le trapèze, et se trouve située immédiatement au dehors des scalènes. Arrondie et un peu allongée dans le sens transversal (1), la tumeur est lisse et nettement limitée en haut et sur les côtés, tandis qu'en bas elle s'enfonce derrière la clavicule. Cette tumeur est animée de battements synchrones aux pulsations de l'artère ; on constate, en outre, qu'à chaque diastole artérielle la poche anévrysmale se laisse distendre par l'ondée sanguine qui y pénètre, et le mouvement d'expansion est très manifeste. Pas de frémissements ni de souffles au

(1) Les limites de la tumeur, marquées à l'encre sur la peau, donnent 3 cm. pour le sens vertical et 5 cm. pour le sens transversal.

niveau de la tumeur ; à l'auscultation on n'entend que les battements de l'artère.

Les pulsations artérielles ne sont pas perceptibles au-delà
de la tumeur, ni à l'axillaire, ni à l'humérale, ni à la radiale ;
tandis qu'à gauche, le pouls régulier, normal, bat 68 fois à la
minute et l'artère radiale ne paraît pas dure ni sinueuse. La
main et tout le bras droit sont plus chauds que ceux du côté
gauche. Le malade prétend qu'au début, tout le membre supérieur droit était froid « comme du marbre », insensible et
engourdi ; actuellement, il n'y a que les extrémités des doigts
qui sont le siège d'un engourdissement pénible avec sensation
de fourmillements. Les dernières phalanges sont augmentées
de volume, les ongles sont allongés et recourbés, surtout dans
le sens de la longueur. La sensibilité, sous toutes ses formes,
est normale, sauf au bout des doigts, où l'on constate de
l'hyperesthésie ; la force musculaire paraît un peu affaiblie.

Le malade éprouve, au niveau de l'anévrysme, des élancements qui s'irradient dans le bras, sous forme de douleurs
extrêmement vives : « Comme si des chiens me rongeaient
les os ».

Le 18 janvier, pour la première fois, on injecte dans le tissu
sous-cutané de la fesse droite, 200 cc. d'une solution de
gélatine à 2 pour 100. On n'observa à la suite aucune réaction
locale ou générale. Des injections semblables furent faites le
22 et 27 janvier ; le 2, le 9, le 18 et le 26 février ; le 1, le 16
et 26 mars ; le 2 et le 9 avril.

Dès la première injection, la poche anévrysmale durcit manifestement ; après la troisième on percevait, à ce niveau, à
l'auscultation, un double souffle très doux qui n'existait pas
auparavant ; puis ce souffle disparut et, avec lui les mouvements d'expansion de la poche ; les battements transmis par
l'artère persistaient seuls. Néanmoins, on ne sentait pas encore

le pouls à la radiale. Le malade ne souffrait plus, demandait à sortir pour reprendre son travail.

Pendant 20 jours, on permit au malade de s'occuper et même de travailler dans le jardin ; mais au bout de ce temps il recommença à souffrir, et l'on s'aperçut que la poche était devenue de nouveau molle, qu'elle avait grossi pour ainsi dire subitement ; de plus, on y percevait de nouveau des mouvements d'expansion. Deux injections (à trois jours de distance) suffirent pour que la poche durcisse et que les mouvements d'expansion disparaissent cette fois définitivement. En même temps les douleurs nerveuses cessèrent et, depuis lors, le malade ne souffre que lorsque le temps est orageux. Du 1ᵉʳ mai au 20 juin, on fit encore huit injections de gélatine à la même dose que précédemment ; à deux reprises, le malade a eu, à la suite de l'injection, des frissons et une élévation passagère de la température.

Le 5 juillet, pour la première fois, on sentit le pouls battre à la radiale droite ; il était faible, mais très manifeste. Jusqu'au 1ᵉʳ août on ne fit plus d'injection ; le pouls radial, de plus en plus faible, disparut de nouveau, mais sans que la poche ait augmenté de volume et sans que les mouvements d'expansion aient réapparu. A la suite des deux nouvelles injections, le 1ᵉʳ et le 11 août, il fut de nouveau possible de sentir le pouls à la radiale droite.

Le malade, ne souffrant plus, quitte l'hôpital le 13 août et recommence son travail. Depuis lors, nous avons eu l'occasion de le voir une fois et de constater que la guérison de son anévrysme se maintient.

Ce troisième malade, atteint depuis six mois d'un anévrysme de l'artère sous-clavière droite qui comprimait les nerfs du bras et causait de vives souffrances, fut soumis, comme les précédents, à des injections sous-cutanées de gélatine. Sous

l'influence de ce traitement, on constate au niveau de la poche
un double souffle qui n'existait pas auparavant ; puis, ce double souffle disparut, et avec lui les mouvements d'expansion
dont l'anévrysme était animé ; les caillots formés dans le sac
se rétractant, la poche diminua de volume ; elle cessa de comprimer les nerfs du bras et les douleurs disparurent. Mais,
un jour, tout à coup, un décollement se produisait, identique
probablement à celui que nous avons observé chez le malade
qui fait le sujet de l'observation I ; la poche augmente de
volume, devient molle et on y constate de nouveau des mouvements d'expansion. Deux injections de gélatine suffirent
pour faire de nouveau coaguler le sang ; pour que la poche
durcit et que le mouvement d'expansion disparût de nouveau,
en même temps que les douleurs nerveuses.

Mais, ce qu'il y a de plus remarquable et ce qui constitue, pour
ainsi dire, la preuve sensible de l'oblitération de la poche
anévrysmale, c'est l'apparition des pulsations à la radiale.

Observation IV *(in-extenso)*

Ectasie de la crosse de l'aorte ; rupture de la paroi au niveau de la dilatation.
Mort subite.
(In *journ. de méd. int.* 1897, p. 231)

Édouard V..., comptable, âgé de 51 ans, est admis dans
notre service le 13 octobre 1897.

Ce malade, qui nous a été envoyé par M. le docteur Leclerc,
de Levallois-Perret, éprouve, depuis environ deux ans et demi,
des douleurs dans la partie supérieure du thorax, principalement du côté droit ; ces douleurs, de caractère névralgique,
lancinantes, et survenant surtout vers 4 heures du soir, partent
de la partie droite du manche du sternum, suivent les premiers
espaces intercostaux jusque dans le dos et s'irradient dans

les deux bras sous forme d'élancements. Depuis la même
époque, le malade éprouve des palpitations et un essoufflement, qui va jusqu'à la suffocation, chaque fois qu'il fait le
moindre effort, lorsqu'il marche un peu vite, ou bien qu'il
monte un escalier. Néanmoins, il n'a jamais eu de véritables
crises d'angine de poitrine, avec angoisse et douleurs pré-
cordiales.

Depuis environ un an, il éprouve, surtout la nuit, des
picotements au niveau du larynx, qui provoquent de violentes
quintes de toux, non accompagnées d'expectoration. Sa belle
voix de baryton commença alors à s'altérer, elle devint bientôt
rauque et à timbre très bas ; en même temps, la respiration
devint peu à peu difficile, pénible et bruyante, l'expiration
s'accompagnant d'un sifflement glottique très prononcé.

On ne note rien de particulier dans les antécédents du
malade, si ce n'est que son père était dyspeptique et sa mère
migraineuse. Quant à lui, il s'est toujours bien porté et n'a eu,
comme maladies antérieures, que la rougeole à 5 ans, la
scarlatine à 12 ans, et une pneumonie droite en 1890. Il a
présenté aussi des signes manifestes d'herpétisme, a eu des
migraines, des épistaxis, des hémorroïdes ; une névralgie
sciatique à 30 ans ; enfin, des douleurs articulaires en 1890.

Il aurait eu, en outre, à l'âge de 24 ans, un chancre, probablement simple, qui n'a été suivi d'aucun autre accident. Il
n'a jamais eu de fièvre typhoïde ni de fièvres palustres ; n'a
pas été dans les pays chauds et n'a pas habité de pays
marécageux.

Le malade exerce un métier peu fatigant (comptable) et qui
l'oblige à rester assis.

C'est un homme bien constitué et d'apparence robuste ;
son cœur est volumineux ; on en sent la pointe battre dans le
sixième espace, à 16 cm. de la ligne médiane ; on perçoit, en
outre, un deuxième foyer de battements, situé à droite du

sternum, et, à ce niveau, la percussion dénote une matité étendue de plus de 10 cm. de la ligne médiane. Les battements du cœur sont forts, réguliers et non accompagnés de frémissements perçus à la main ; à l'auscultation, on entend les deux bruits du cœur, réguliers, mais intenses, et surtout le deuxième son aortique, qui est claquant ; on ne perçoit néanmoins ni souffles, ni dédoublements au niveau du cœur ou de la poche aortique. Le doigt perçoit au niveau de la fourchette sternale les battements violents de l'aorte. Le pouls, régulier mais faible, est synchrone des deux côtés et bat 80 fois à la minute. Les poumons sont normaux. Le foie est abaissé ; sa matité remonte au cinquième espace intercostal, dépasse en bas de deux forts travers de doigt le rebord costal. La rate, normale, mesure 11 sur 16 cm. Le ventre ne présente rien de particulier à noter ; l'estomac est en bon état et les digestions bonnes. On trouve, au niveau des pieds et des jambes, un peu d'hyperalgésie : le malade avoue avoir pris, de temps à autre, de l'absinthe ou de l'amer Picon.

Rien de particulier du côté des urines, si ce n'est une faible polyurie nocturne (2 litres), avec urines claires et transparentes et de densité peu élevée (1010 à 1015), mais ne renfermant pas d'albumine.

Le diagnostic posé fut *artério-sclérose avec dilatation de l'aorte* et on prescrivit au malade de l'iodure de potassium ; en outre, pour combattre les quintes de toux nocturnes, on lui administre chaque soir 1 gr. puis 1 gr. 50 c. de sulfate de quinine, enfin, une potion contenant 3 gr. de chloral, car le malade se plaint d'insomnie provoquée par des cauchemars.

Sous l'influence du repos et de ce traitement, l'état du malade s'améliore ; les douleurs névralgiques diminuent, le sommeil devint normal ; seules, les quintes de toux persistèrent, quoique moins longues et moins pénibles.

Le 5 décembre, on fait à la fesse droite une injection sous-

cutanée d'une solution stérilisée de gélatine (1 gr. pour 100 cc.
de sérum artificiel), et le 15 décembre, nouvelle injection
d'une solution de gélatine (1 gr. 25 pour 125 cc. de sérum).

A la suite de ces injections, on n'observe aucune réaction
locale ou générale.

Le 20 décembre, le malade éprouve tout à coup des douleurs le long des premiers nerfs intercostaux droits, tellement
vives que l'on est obligé de lui faire une injection de 0 gr. 02
de morphine pour le calmer. Le lendemain, il est repris de nouveau, mais la douleur est plus sourde, contusive et s'accom-
pagne d'une sensation d'oppression. Le soir, on lui fait une
nouvelle injection de 0 gr. 02 morphine, mais la douleur ne
se calme pas et il passe une partie de la nuit assis dans un
fauteuil. Vers le matin, la douleur se dissipe ; le malade prend,
avec son appétit habituel, une tasse de café au lait ; mais, à
peine l'avait-il finie, qu'il tombe sur l'oreiller, en criant :
« Oh ! là ! là ! » et, quelques instants après, il était mort. La
respiration s'arrêta presque immédiatement, on ne sentait
plus battre le pouls ; néanmoins, une longue aiguille enfoncée
à travers la paroi jusqu'au niveau du cœur fut animée pendant
2 à 3 minutes de battements rythmés, faibles, mais manifestes.
Inutile de dire que tous les moyens employés pour le ramener
à la vie furent stériles.

A l'autopsie, on trouve le cœur volumineux ; le myocarde
est hypertrophié. Le ventricule gauche est en systole ; ses
parois sont rapprochées et sa cavité, pour ainsi dire virtuelle,
ne contient pas de sang. La valvule mitrale est intacte; il en est
de même des sigmoïdes aortiques. Le cœur droit n'offre rien
de particulier à signaler. L'aorte présente, au niveau de sa
première portion, une énorme dilatation qui commence immédiatement au-dessus des valvules sigmoïdes et se termine à la
partie supérieure de l'aorte thoracique. Cette dilatation, qui
dépasse le volume d'une tête d'adulte, est peu accentuée au

niveau de la concavité de la crosse, dont la partie convexe est, par contre, très élargie. C'est principalement la portion ascendante de la crosse qui fait une énorme saillie à droite et c'est là, du reste, qu'a eu lieu la rupture qui a déterminé l'hémorragie mortelle.

La surface extérieure de la tumeur ne présente rien de particulier à signaler ; elle n'est pas en rapport avec le sternum ou la paroi antérieure du thorax, elle l'est très peu avec la colonne vertébrale, mais elle fait saillie tout entière dans la cavité pleurale droite. Elle n'adhère à aucun organe voisin ; la trachée est libre, le récurrent gauche intact, tandis que le droit paraît adhérer à la tumeur.

La face interne de l'aorte, au niveau de l'ectasie, est tapissée dans son entier de plaques d'athérome, légèrement saillantes, non incrustées par des sels calcaires ; elle ressemble à une peau de crocodile. Elle présente, en outre, en trois endroits différents, des petits caillots aplatis, adhérents à la paroi, de l'étendue d'une pièce de 2 francs et de 5 francs.

Les parois de cette portion ectasiée, sont amincies, surtout du côté droit et en arrière, où la dilatation atteint son maximum, et à ce niveau on trouve une large déchirure de toute la paroi, déchirure qui paraît avoir été précédée par une distension brusque ; en effet, la tunique interne ayant cédé la première, on observe, à ce niveau, une fente dont les bords, formés par cette tunique interne, sont écartés de 3 à 4 centimètres ; le fond de la fente, constitué par les restes des tuniques moyenne et externe, a été pendant quelque temps en contact avec le sang, dont l'impulsion a fini par les déchirer.

L'aorte thoracique et abdominale présente, elle aussi, sa face interne tapissée par de nombreuses plaques athéromateuses qui, par places, sont infiltrées de sels calcaires ; elle est dilatée, mais beaucoup moins comparativement à la crosse. On peut dire, en somme, que la face interne de l'aorte ne présente, dans toute son étendue, pas même 1 cm. carré qui soit normal. Les grosses artères sont, elles aussi, le siège d'altérations semblables ; mais les moyennes et surtout les petites artères sont peu ou pas altérées.

Le sang sorti par la déchirure de l'aorte a décollé la plèvre qui recouvre à ce niveau l'aorte et, se portant en arrière, vers le médiastin postérieur, a détaché de la paroi costale le feuillet pariétal de la plèvre dans toute sa moitié postérieure, s'y est accumulé en grande quantité en se coagulant, de sorte qu'à l'ouverture de la cage thoracique, on trouve la cavité pleurale droite très réduite, contenant environ un litre de liquide citrin et transparent, c'est-à-dire du sérum sanguin qui a filtré à travers le feuillet pleural décollé par l'épanchement sanguin ; le poumon droit, petit, aplati, vide d'air, se trouve compris entre le cœur, qui est en dedans, et une énorme tumeur violacée et molle, une sorte de coussinet formé par l'accumulation d'une grande quantité de caillots recouverts par le feuillet pariétal de la plèvre.

Les poumons ne présentent rien de particulier à signaler, si ce n'est une accumulation d'anciens tubercules crétifiés aux deux sommets, lesquels sont adhérents à la paroi. Le foie, exsangue, pèse 1750 gr. ; sa surface est légèrement chagrinée et sa consistance un peu ferme ; la vésicule, distendue, contient beaucoup de bile jaune brunâtre. Le pancréas est normal, la rate de même, elle pèse 300 gr. Les reins sont congestionnés, violacés et gorgés de sang, ils pèsent chacun 150 gr. Leur surface est lisse ; néanmoins, ils se laissent facilement décorti- quer. L'estomac, volumineux, contient du café au lait, en par- tie coagulé. L'intestin, les capsules surrénales et les au- tres organes ne présentent rien de particulier à signaler.

A l'ouverture du crâne, on ne trouve non plus rien d'anormal ; le cerveau est exsangue ; les artères de la base ne sont pas athéromateuses.

Examen microscopique. — L'aorte présente des lésions considérables ; la tunique externe, épaissie par places, contient de nombreux capillaires dilatés ; ceux-ci pénètrent dans la tunique moyenne et la traversent de part en part. Ces capillaires sont entourés d'une grande quantité de cellules conjonctives jeunes, de sorte que la tunique moyenne a, par places, complètement disparu.

Du côté de la lumière du vaisseau, la paroi, boursouflée et irrégulière, contient de nombreux noyaux conjonctifs. À la surface interne, on voit un mince dépôt sanguin.

Ces lésions sont celles de l'aortite en plaques ou aortite paludique, et quoique le malade n'ait pas présenté pendant la vie des accidents aigus de paludisme, nous le considérons comme ayant, à un certain moment de son existence, subi l'infection palustre.

Les reins ont conservé leur topographie normale. Leur tissu conjonctif n'est pas plus épais que normalement ; les artérioles et les veines rénales sont intactes ; il en est de même des glomérules de Malpighi.

Les tubes sécréteurs sont entourés d'une quantité considérable de capillaires sanguins très dilatés.

L'épithélium de ces tubes est formé par un protoplasma granuleux, très déchiqueté du côté de la lumière du tube. Les noyaux se colorent bien.

Les conduits excréteurs ne présentent rien de particulier à signaler.

Dans cette quatrième observation, nous voyons un homme atteint depuis plusieurs années d'une ectasie énorme de la crosse de l'aorte qui reçoit deux injections sous cutanées de gélatine. Il meurt subitement par la suite de la rupture de la poche anévrysmale et, à l'autopsie, on trouve quelques caillots aplatis adhérents à la paroi du sac.

Observation V *(in-extenso)*

Paludisme ; aortite en plaques avec crises d'angine de poitrine ; ectasie de la crosse de l'aorte ; néphrite (?) ; mort par urémie.
(lu *Jour. de méd. int.* 1897, p. 231)

Pascal S..., chauffeur, âgé de 33 ans, est admis dans notre service le 27 janvier 1898.

Cet homme, qui n'avait jamais été malade jusque-là, commença à ressentir, il y a environ quatre ans, des battements violents au cœur et dans les artères du cou ; et, quelque temps après, de véritables crises d'angine de poitrine, survenant principalement la nuit. De temps à autre, il se réveille vers minuit à une heure du matin, avec des douleurs constrictives à la région précordiale, accompagnées d'angoisse et d'oppression et avec des tiraillements douloureux tout le long du bras gauche. La crise était longue, durait environ une heure et se terminait par des sueurs abondantes et par des quintes de toux pénibles. Depuis lors, le malade a continué à avoir des crises pareilles, survenant irrégulièrement, environ une fois par semaine ; leur intensité comme douleur paraît aller en diminuant, mais l'angoisse et l'oppression sont plus pénibles et il éprouve, en plus, des élancements le long du bras droit.

On ne note rien de particulier dans les antécédents hérédi- ditaires du malade ; ses parents sont morts à un âge avancé et n'ont pas présenté de signes d'herpétisme. Lui-même, il s'est toujours bien porté, n'ayant eu ni fièvres éruptives, ni fièvre typhoïde, et n'ayant présenté ni migraines, ni épistaxis, ni hémorroïdes, ni rhumatisme; en un mot, comme ses parents, il est indemne d'herpétisme.

Né à Marseille, il a commencé à naviguer à l'âge de 12 ans, d'abord comme mousse, puis comme matelot. Pendant douze ans, il a fait le tour du monde et, à plusieurs reprises, est allé en Chine, en Cochinchine, dans les Indes, etc. Il prétend, néanmoins, n'avoir jamais été malade et surtout n'avoir pas eu de fièvres intermittentes. Depuis neuf ans, il habite Paris et travaille comme chauffeur dans une raffinerie; mais, depuis deux ans, à cause de sa maladie, ne pouvant plus être chauffeur, il est employé à nettoyer les chaudières.

C'est un homme de petite taille, mais bien musclé et d'apparence robuste; il est pâle et amaigri. Les artères du cou sont animées de battements violents; dans le creux sus-claviculaire droit on perçoit, à la main, un frémissement systolique le long de l'artère sous-clavière, qui est sinueuse. Le cœur est énorme et ses battements ébranlent toute la paroi antérieure du thorax; on sent sa pointe battre dans le sixième espace à 17 cm. de la ligne médiane, au-dessous de l'aisselle. On constate, en outre, un deuxième foyer de battements, visibles, dans le second espace intercostal droit, à 6 centimètres de la ligne médiane, tandis que la matité cardiaque s'étend de 2 cm. au-delà de ce point. La palpation de la région précordiale permet de découvrir, tout le long du bord droit du sternum, un frémissement intense, au deuxième temps. A l'auscultation, on perçoit au niveau du foyer aortique un double souffle intense râpeux (dont le second est le plus accentué), qui s'étend à toute la région précordiale, principalement le long du bord droit du sternum et qui se prolonge dans le dos, tout le long de l'aorte. A la pointe, les battements sont sourds, éloignés, non accompagnés de souffles. Au niveau de la sous-clavière droite, on entend un souffle systolique, rude, vibrant, très intense; on le perçoit, du reste, à l'aorte abdominale, à la fémorale et au niveau de la plupart des grosses artères. Les radiales sont très sinueuses, sans être indurées ; le pouls régulier, fort, bondissant, est synchrone des deux côtés et bat 80 fois à la minute. Les poumons sont normaux ; le foie légèrement abaissé ; sa matité remonte, en haut, au quatrième espace et, en bas, elle déborde de deux travers de doigt le rebord costal. La rate est un peu volumineuse ; elle mesure 12/18 cm. L'estomac n'est pas distendu ; néanmoins, les digestions sont très pénibles et accompagnées de crampes d'estomac, de renvois et d'aigreurs. A la palpation du ventre, on sent l'aorte battre fortement.

Le malade se plaint d'éprouver, outre les crises d'angine de poitrine, de pénibles douleurs lombaires. Il rend, dans les 24 heures, environ 1,500 gr. d'urine, de densité 1022, qui contient un peu d'albumine et pas de sucre ni autre élément anormal.

Du 9 février au 8 juin, on a pratiqué au malade neuf injections sous-cutanées, chacune de 200 cc., d'une solution stérilisée de gélatine (contenant 2 gr. par 100 cc. de sérum artificiel). Les premières ne furent suivies d'aucun accident local ou général ; mais, quatre heures après la dernière, il eut quelques frissons, des douleurs dans toutes les jointures, et sa température monta à 39°. On appliqua localement des compresses humides et on administra 2 gr. d'antipyrine ; le lendemain matin, la température était redevenue normale et tout rentra dans l'ordre. Ces injections gélatineuses n'étant suivies d'aucun changement du côté de l'aorte, on se décida à les suspendre.

Pendant le séjour à l'hôpital, grâce au repos et aux bons soins, l'état général du malade s'améliora ; la pâleur du visage diminua et il prit de l'embonpoint.

Se croyant guéri, le malade quitte l'hôpital le 4 juillet, mais nous est ramené de nouveau le 21 juillet avec des phénomènes intenses d'urémie. Pâle, les yeux excavés, il s'agite dans son lit, se plaint d'oppression et gémit constamment. Il rend, dans les 24 heures, à peine 300 gr. d'urine, ayant 1031 de densité, ne renfermant pas de sucre, mais contenant beaucoup d'albumine (plus de 3 gr. par litre). On lui fait prendre des purgatifs drastiques (eau-de-vie allemande, lavements des peintres); mais la quantité des urines baisse de plus en plus et, à partir du 24 juillet et jusqu'au 27, jour de la mort, il n'a plus rendu une seule goutte d'urine.

Le 26 juillet, le pouls devient extrêmement rapide, difficile à compter; il est faible, tandis que la veille au soir, il était très fort et bondissant; le cœur bat régulièrement 240 fois à la minute et soulève fortement la poitrine à chaque systole. La langue est sèche, le malade est agité et demande constamment à boire; les pupilles sont très rétrécies. Pour le calmer, on fait au malade une injection sous-cutanée de 0,02 centig. de morphine et on lui administre ensuite 40 gouttes de digitaline Petit; il s'endort, et, le soir, le pouls s'était relevé, était redevenu assez fort et ne battait que 160 fois à la minute.

Le lendemain matin, le malade entrait en agonie avec pouls imperceptible et râles trachéaux. Il est mort dans la soirée.

A l'autopsie, on trouve un cœur énorme, pesant (vide de sang) 1.070 gr.; le ventricule gauche, rempli d'une grande quantité de caillots, a des parois très épaisses. La valvule mitrale est intacte, tandis que l'orifice aortique est dilaté et ses valvules sigmoïdes manifestement insuffisantes, car elles sont un peu épaissies et indurées au niveau de leur bord libre. Le ventricule droit est, lui aussi, volumineux et ses parois sont hypertrophiées; l'oreillette droite contient un caillot ancien adhérent à la pointe de l'auricule, et duquel se sont probablement détachés les caillots qui ont déterminé les trois infarctus du poumon droit.

L'aorte présente, au niveau de la crosse, une dilatation uniformément répartie sur toute la circonférence du vaisseau, ayant le volume d'un fort poing d'adulte, et qui s'étend depuis les valvules sigmoïdes jusqu'à l'embouchure de l'artère sous-clavière gauche.

La face interne de l'aorte, au niveau de cette dilatation, est tapissée de plaques légèrement saillantes, gaufrées et confluentes; des plaques semblables recouvrent toute la face interne de l'aorte, mais, sur la portion thoracique et abdominale de ce vaisseau, elles ne sont pas confluentes, comme au niveau de la crosse, mais espacées et disposées sur deux lignes parallèles à l'axe du vaisseau. Des coupes faites au niveau de ces plaques montrent que ce n'est pas seulement l'endartère qui est atteint, comme dans l'artério-sclérose, mais la paroi est épaissie dans son ensemble; le périartère surtout, prend une grande part au processus et, au niveau de ces plaques, l'aorte adhère fortement au tissu conjonctif qui l'entoure, lequel est épaissi et induré. Cette adhérence est surtout prononcée au niveau de la concavité de la crosse, le plexus cardiaque est compris dans un tissu ferme, de consistance fibreuse.

Il est à remarquer que le reste du système artériel est absolument intact; les artères de gros et moyen calibre, quoique légèrement dilatées, ne présentent pas la moindre trace d'athérome. Les plaques d'artérite de la crosse se prolongent dans l'origine du tronc brachiocéphalique sur l'étendue de 2 cm., et, à ce niveau, le vaisseau présente une dilatation du volume d'une amande; quant à l'artère sous-clavière droite, qui pendant la vie était le siège d'un frémissement systolique considérable, elle est intacte dans toute son étendue.

Les cavités pleurales sont intactes; tandis que les deux poumons sont congestionnés et œdématiés; sur la coupe, on voit sourdre des orifices bronchiques, une quantité considérable de mousse blanche. Le poumon droit présente, en outre, au niveau de son lobe inférieur, trois petits infarctus récents.

À l'ouverture du ventre, on ne remarque rien de particulier : l'estomac et l'intestin sont intacts ; le foie pèse 1.250 gr., il est mou et très congestionné ; la vésicule renferme une bile épaisse et très colorée. Le pancréas est normal ; la rate de même, elle pèse 115 gr. Les reins ont un aspect normal, ils pèsent chacun 105 grammes ; leur surface est lisse, leur couleur pâle, blanchâtre ; la substance corticale n'est pas diminuée d'épaisseur et la capsule se laisse facilement détacher. Les artères rénales sont normales et intactes. La vessie renferme un peu d'urine.

Les capsules surrénales et les testicules ne présentent rien de particulier à signaler.

À l'ouverture du crâne on constate que les artères de la base sont, elles aussi, intactes; rien à noter du côté de l'encéphale et du bulbe.

Examen microscopique. — Sur une coupe transversale de l'aorte, comprenant à la fois une partie saine et une partie altérée de ce vaisseau, on constate que :

a) Au niveau de la partie saine, les tuniques du vaisseau sont intactes. Néanmoins, à mesure que l'on approche de la partie lésée, on trouve, entre les tuniques moyenne et externe, des capillaires sanguins entourés d'un amas plus ou moins considérable de cellules conjonctives jeunes, à noyaux petits, se colorant fortement ;

b) Au niveau des parties lésées, le périartère acquiert une épaisseur considérable (trois fois plus grande qu'au niveau de la partie saine). Les faisceaux conjonctifs qui le constituent sont volumineux, épais, nombreux ; il y a là, la formation d'un véritable tissu fibreux. Les capillaires sanguins de cette tunique et principalement ceux du voisinage de la tunique moyenne sont nombreux, dilatés, sinueux et entourés d'une grande quantité de tissu conjonctif jeune.

La tunique moyenne du vaisseau est, à ce niveau, considérablement diminuée d'épaisseur ; elle est traversée, de part en part, de nombreux capillaires sinueux, entourés d'une grande quantité de cellules conjonctives jeunes ; de sorte que, par places, cette tunique a, pour ainsi dire, complètement disparu.

Au même niveau, la tunique interne est boursouflée et fait saillie à l'intérieur du vaisseau. Elle paraît constituée par une masse amorphe contenant à peine quelques rares noyaux.

La topographie des reins est normale. Le tissu conjonctif n'est pas épaissi, les vaisseaux sanguins sont intacts ; il en est de même des glomérules.

Les tubes sécréteurs sont dilatés, leur épithélium est aplati et forme une mince bande de protoplasma, bien limitée du côté de la lumière du tube. Ce protoplasma, légèrement granuleux, contient des noyaux petits qui se colorent bien. La lumière de ces tubes contient un magma amorphe, granuleux, déposé çà et là, à la surface de l'épithélium.

Les tubes excréteurs ne présentent rien de particulier à signaler ; ils ne contiennent pas de cylindres.

Dans ce cas, comme dans le précédent, les injections de gélatine n'ont eu et, du reste, ne pouvaient avoir aucun résultat.

Observation VI

(Inédite)

Due à l'obligeance de M. le professeur Carrieu

Jean G..., 21 ans, sapeur mineur, entre, le 14 décembre 1898, à l'hôpital.

Antécédents héréditaires. — Père atteint de bronchite chro-

nique, mère bien portante ; a eu quatre frères et une sœur ;
un frère mort en bas âge ; un jeune frère maladif.

Antécédents personnels. — Rougeole à 7 ans. Tousse légèrement depuis longtemps.

Se plaint depuis le mois de juillet 1899 : à cette époque,
vertiges, maux de tête, douleurs gastriques, faiblesse dans les
jambes. Amélioration notable pendant l'automne. En janvier
1898, l'influenza l'oblige à garder le lit une douzaine de
jours.

Pendant ce temps-là, hémoptysie qui dure peu, mais qui
revint 4 à 5 jours après. A partir de cette époque, hémoptysies
fréquentes et rebelles à tout traitement. Elles revenaient à
intervalles irréguliers et duraient 4 à 5 jours en moyenne.
Entre temps, bonne santé relative. Quelques céphalées, qui
disparaissent vite. Mangeait et dormait bien ; ne maigris-
sait pas.

En octobre, poussée de bronchite qui dure 28 jours, mais
pas d'hémoptysies.

En novembre, entre à la caserne. A ce moment, il se plaint
de l'estomac, mais peut faire son service.

Le 12 décembre 1898, légère hémoptysie, qui ne fut pas
soignée : en même temps, faiblesse, maux de tête, palpitations,
appétit diminué : le malade entre à l'hôpital le 14.

A ce moment, on trouve à l'examen de la poitrine, en avant,
de la submatité du sommet gauche, de la submatité en un
point sous la clavicule droite et sous le mamelon. A ce niveau,
respiration rude, expiration prolongée ; craquements à la
base droite ; quelques frottements à gauche, expiration prolongée à saccades.

En arrière, matité à la base droite, obscurité respiratoire en
ce point et à gauche, au sommet.

Le malade n'a pas de fièvre : assez bon état général.

On porte le diagnostic de tuberculose : induration des deux sommets, infiltration plus marquée à droite.

On donne :

> Arséniate de soude. . . 0,10
>
> Eau . . . . 300 cc.

une cuillerée par jour.

Du 11 au 20 décembre, nouveaux crachats sanglants qui s'arrêtent pour reparaître du 25 au 30.

Nouveau calme pendant quelques jours.

Le 9 janvier, nouvelle hémoptysie assez abondante et persistante.

Le 13 on donne :

> Teinture d'hamamelis virginica, XXX gouttes
>
> Julep. . . . . 120 grammes

Le malade prend cette potion pendant 4 jours sans voir les crachats sanguinolents s'arrêter.

A l'examen, on note une légère submatité des deux sommets. Sous la clavicule droite, respiration rude, expiration prolongée ; quelques craquements pendant la toux. A la base, obscurité et quelques frottements. En arrière, au sommet gauche, vers la colonne vertébrale, quelques sous-crépitants très fins.

Le 18, on donne :

> Ergotine. . . . 0 gr. 20
>
> Tannin . . . . 0 gr. 15

pour un cachet n° 5.

Pendant cinq jours le malade prend les cachets ; l'hémoptysie paraît s'atténuer, mais ne s'arrête pas.

Le 23, on formule encore :

Chlorure de calcium. .	2 gr.
Sirop de Tolu. . .	
Sirop d'écorces . .	āā 30 gr.
Eau de mélisse . . .	60 gr.

Cette potion donne des nausées au malade ; il faut la suspendre.

Le 25, on la remplace par :

Ipéca concassé	2 gr.
Écorce d'oranges amères .	2 gr.
Infusion	100 gr.
Sirop diacode	20 gr.

Pendant cinq jours, le malade prend la potion et la supporte bien. Le 28, l'hémoptysie s'arrête enfin mais pour reparaître le lendemain ; nouveaux crachats à grosses plaques rouges.

Le 30 janvier, injection dans la fesse de 10 centimètres cubes de sérum gélatiné à 2 p. 100.

Cette injection modifie peu la courbe thermique.

A 11 heures du matin, heure de l'injection, 37°2, pouls 71.

A 1 heure du soir	37°2	
3	—	37°3
6	—	37°6, pouls 98
8	—	37°4
6 heures du matin	36°5	

L'injection, indolore tout de suite après la piqûre, devient douloureuse vers cinq heures du soir. A ce moment, le pouls est plein, tendu ; sensation de chaleur générale, un peu de céphalée. Le soir même, encore quelques crachats sanglants.

Le lendemain 31, à 2 heures du soir, nouvelle injection de 10 centimètres cubes de la solution à 2 p. 0/0.

Cette fois encore, légère élévation de température.

	Pouls	Température
A 2 heures du soir	68	37°
3 —	76	37°1
5 —	82	37°2
7 —	88	37°6
6 heures du matin		37°4

Le soir même, les crachats sanglants disparaissent pour ne plus reparaître.

Le malade reste encore huit jours à l'hôpital, et l'amélioration se maintient pendant tout ce temps, ce qui ne s'était pas produit pendant aussi longtemps depuis le 9 janvier.

Observation VII
(Inédite.)
Due à l'obligeance de M. le professeur Carrieu

Augustine B..., domestique, 22 ans, entre, le 11 décembre 1898, à la salle Bichat, numéro 1.

Antécédents héréditaires. — Père mort de la bacillose, mère morte d'une tumeur abdominale.

Antécédents personnels. — Réglée à 15 ans, d'une façon toujours irrégulière, et souvent deux fois par mois.

Elle a eu, il y a deux ans, une bronchite avec hémoptysie. L'hiver dernier, elle s'est de nouveau enrhumée et n'a pas cessé de tousser depuis ce moment. Pas de nouvelle hémoptysie.

Elle a accouché il y a un mois, normalement, d'un enfant en bonne santé.

État actuel. — Elle vient à l'hôpital pour des troubles digestifs qui ont apparu pendant la grossesse et ont persisté depuis l'accouchement. Inappétence, pesanteur après les repas, vomissements alimentaires une demi-heure après l'ingestion.

Essoufflement facile, toux sèche, fréquente.

Au thorax : submatité, respiration rude, expiration prolongée au sommet droit, en avant.

En arrière, submatité aux deux sommets, surtout à gauche. Inspiration saccadée et expiration prolongée à gauche ; respiration saccadée, sans expiration prolongée à droite. Pas de craquements.

Au cœur, léger souffle à la pulmonaire, se prolongeant dans les vaisseaux du cou. Pas de fièvre.

Le diagnostic porté est : anémie symptomatique de bacillose.

Dyspepsie.

25 décembre. — La malade a ses règles très abondantes depuis trois jours.

28 décembre. — Cessation de la perte sanguine. Depuis que la malade est dans le service, elle n'a eu ni vomissements, ni diarrhée, ni douleur de ventre.

3 janvier 1899. — L'hémorragie utérine a reparu assez abondante ; on ordonne des injections très chaudes vaginales.

5 janvier. — Arrêt de l'écoulement.

10 janvier. — Nouvelle hémorragie abondante ; probablement il s'agit d'une métrite hémorragique. On ordonne :

Teinture d'hydrastis canadensis. .	XL gouttes
— d'hamamelis virg. . . .	XL —
Julep.	90 grammes.

12 janvier. — L'hémorragie persiste malgré la potion, les injections chaudes, et le repos au lit. On pratique alors une injection sous-cutanée de 10 cc. de sérum gélatiné à 2 0/0. L'injection est légèrement douloureuse.

13 janvier. — L'hémorragie est bien moins forte, mais persiste encore; on fait une nouvelle injection de 10 c. c. de la même solution.

15 janvier. — L'hémorragie a tout à fait cessé. On supprime l'arséniate de soude et on donne :

> Sous-carbonate de fer. . .   0 gr. 10
> Extrait de gentiane. . . .   0 gr. 05

p. l. p. n° 2.

23 janvier. — L'hémorragie ne s'est pas renouvelée. La malade reprend des forces, elle digère assez bien, ne vomit pas, tousse rarement.

Au point de vue spécial qui nous occupe, on peut dire que les métrorragies qui, chez cette femme, avaient résisté à tous les traitements habituels mis en œuvre, ont cessé avec deux injections de 10 cc. de sérum gélatineux à 2 0/0.

Observation VIII

(Résumée)

Publiée par Huchard dans le *Journal des Praticiens*, 1897.

Chez un phtisique avec hémoptysies graves et incoercibles, dues vraisemblablement à de petits anévrysmes de la pulmonaire, les hémoptysies se sont arrêtées après une série d'injections gélatinées à 2 0/0. Le malade a succombé sans avoir eu de nouvelles hémoptysies.

Observation IX
(Très résumée)
Bull. Acad. de Méd., 1898, p. 212.

Chez un malade porteur d'un gros anévrysme avec saillie extérieure considérable, en un mois et demi, après une série de 12 injections de la solution à 2 0/0, la tumeur diminue et disparaît extérieurement.

Observation X
(De Boinet, de Marseille)
Résumée d'après la *Revue de Médecine*, 10 juin 1898

Un homme de 38 ans, ni paludéen, ni syphilitique, ni tuberculeux, présente, en mai 1897, un anévrysme de l'aorte ascendante et du sinus aortique. La médication iodurée à haute dose n'ayant produit aucun résultat appréciable, on se décide à pratiquer des injections sous-cutanées de gélatine, suivant la formule de MM. Lancereaux et Paulesco. Sous cette influence, des caillots se forment dans la partie déclive de l'anévrysme et déterminent une compression et un rétrécissement extrinsèque de l'artère pulmonaire. Dans les derniers jours d'octobre de la même année, on constate l'existence de lésions tuberculeuses récentes des deux poumons. Le 28 janvier 1898, on note tous les signes de la compression de la veine cave supérieure, et trois jours plus tard, le malade meurt brusquement de syncope.

L'autopsie confirme naturellement le diagnostic de tumeur anévrysmale de la partie latérale droite et postérieure de l'aorte descendante, surtout au niveau du sinus aortique : tumeur ayant le volume d'une tête de fœtus à terme. Les deux poumons sont infiltrés de tubercules dont le développement paraît récent. La veine cave supérieure, ne contenant pas de caillots, est tellement comprimée que sa lumière admet avec peine un stylet de trousse. Les deux troncs brachio-céphaliques veineux, accolés à la partie supérieure de l'anévrysme, sont fortement rétrécis sans aucune trace de coagulation. Le nerf récurrent et le nerf pneumo-gastrique droits, simplement tiraillés, se présentent avec l'intégrité de toutes leurs fibres. Les ganglions trachéo-bronchiques sont volumineux, anthracosiques, caséeux, parsemés de tubercules. La poche anévrysmale est divisée en deux parties : l'une sans caillots, l'autre ayant les dimensions d'une grosse orange remplie de nombreuses couches de caillots fibrineux, épais et stratifiés ayant 6 cent. d'épaisseur, refoulant la cloison inter-auriculaire et faisant saillie dans la cavité de l'oreillette gauche. Plus haut, cette masse fibrineuse aplatit la paroi juxta-aortique du tronc de l'artère pulmonaire ; elle proémine dans l'intérieur de ce vaisseau, au point d'en réduire la lumière à une simple fente qui pouvait à peine admettre une soule vésicale de gros calibre.

En résumé, dit M. Boinet, les injections sous-cutanées de gélatine n'ont favorisé le dépôt de caillots actifs que dans la partie déclive de l'anévrysme, et ces concrétions fibrineuses, loin de jouer leur rôle providentiel habituel, ont déterminé un rétrécissement de l'artère pulmonaire qui a été suivi d'une tuberculose secondaire des deux poumons.

Cette observation ne peut guère servir d'argument contre la méthode, car elle est incomplète à plusieurs points de vue : le nombre d'injections n'étant pas indiqué, rien ne prouve, d'une façon péremptoire, que la coagulation soit le fait de ces injections ; enfin, la tuberculose pulmonaire était déjà et depuis longtemps une complication des anévrysmes aortiques, à une époque où l'injection gélatineuse n'était pas née.

Observation XI
(De Barth.)
(In *Bull. Acad. de Méd.* 1898, p. 315.)

Une femme de 49 ans entre à l'hôpital Necker, le 6 octobre 1897, avec tous les signes d'un anévrysme de la portion ascendante de la crosse aortique : tumeur pulsatile du volume d'une mandarine dans le 2º espace intercostal droit, au niveau duquel l'oreille perçoit un double claquement isochrone aux bruits du cœur ; pas d'hypertrophie cardiaque notable, pas de bruits de souffle au cœur, pas d'inégalité entre les deux pouls; voix enrouée, toux quinteuse, rauque ; très léger cornage à l'inspiration, sous la clavicule droite ; dysphagie légère, douleurs névralgiformes dans l'épaule et le bras droit, sans atrophie ni paralysie. Les premiers troubles fonctionnels paraissent remonter à neuf mois environ ; la tumeur a fait son apparition depuis six semaines.

Après un traitement mixte par les frictions mercurielles et l'iodure de potassium, traitement bien supporté, mais qui n'a donné aucun résultat, les symptômes restant les mêmes et l'état général se maintenant bon, on décide d'essayer les injections sous-cutanées de sérum gélatiné. M. Pissavy, interne du service, pratique, le 28 novembre, avec toutes les précautions de l'asepsie la plus rigoureuse, une première injection de 100 cc. de sérum gélatiné à 1 %, répartis en deux piqûres à la région interne des deux cuisses. A la suite de l'injection, légère réaction fébrile (ne dépassant pas 38°8), qui se dissipe au bout de 24 heures ; un peu de rougeur et de tension douloureuse aux points de la piqûre.

Les injections sont répétées régulièrement trois fois par semaine, à la même dose; elles ne provoquent d'autres troubles que quelques poussées fébriles non constantes dont la plus intense ne dépasse pas 39°.

Dès la cinquième injection, les battements s'affaiblissent dans la tumeur, qui paraît plus dure et moins expansible ; mais son volume reste stationnaire.

Le 21 décembre, après 12 injections, les troubles fonctionnels se modifiant peu, on se décide à accroître la teneur du sérum en gélatine. Trois nouvelles injections sont pratiquées, du 22 au 27, avec du sérum gélatiné à 1,5 0/0 ; elles sont aussi bien tolérées que les précédentes.

Le 30 décembre, seizième injection pratiquée avec le sérum gélatiné à 2 0/0 : elle est beaucoup plus douloureuse et on ne peut introduire que 30 cc. par piqûre. Le lendemain, élévation brusque de la température à 40° pendant 24 heures, puis retour à la normale ; mais un volumineux abcès (analogue aux abcès de fixation de Fochier) se forme au niveau d'un des derniers points de la piqûre.

Du 1er au 3 janvier, la malade ne présente rien de particulier. Elle tousse peu et n'accuse qu'une légère dyspnée quand elle se remue dans son lit ; mais elle est faible, déprimée, sans appétit, et présente un peu de cyanose du visage. La tumeur anévrysmale est ferme, dure et tendue, sans battements ; elle semble avoir diminué. L'auscultation ne révèle rien d'anormal, sauf quelques râles fins aux bases ; le pouls est régulier, plutôt lent, petit et faible, mais toujours égal aux deux poignets.

Le 4 janvier, à 2 heures du matin, la malade est prise brusquement de suffocation avec angoisse, faiblesse et menace de syncope ; une injection d'éther ne la soulage que momentanément. A la visite du matin, on la trouve dans un état semi-comateux, les membres en résolution ; le pouls est faible, fréquent, presque incomptable, facies pâle, de teinte hortensia ; plaintes inarticulées ; il y a de la contracture des muscles du cou et une douleur vive de la nuque, exaspérée par les mouvements. Malgré les injections de caféine, les inhalations d'oxygène, la malade succombe, vers 2 heures de l'après-midi, aux progrès du collapsus.

A l'autopsie, on constate que l'anévrysme, du volume d'une tête de fœtus à terme, occupe la portion ascendante et transversale de la crosse dans toute son étendue; la poche, de forme arrondie, de consistance ferme, refoule le poumon droit en dehors et pousse un prolongement entre la seconde et la troisième côte jusque sous la peau de la région pectorale. A ce niveau, elle adhère fortement aux parties voisines; elle est libre dans le reste de son étendue et fait une saillie considérable dans le cul-de-sac postérieur du péricarde; celui-ci est distendu par une quantité considérable de sérosité ambrée, sans flocons fibrineux. Le cœur, assez chargé de graisse, est flasque et flétri, plutôt atrophié; les orifices et les valvules (celles de l'aorte notamment) n'offrent aucune lésion.

Ouvert selon son grand cercle antérieur gauche, l'anévrysme présente une cavité *presque entièrement remplie de caillots stratifiés* dont l'épaisseur atteint, en certains points, 4 centimètres; ces caillots se détachent assez facilement de la paroi anévrysmale, qui est mince et lisse, surtout au niveau du prolongement antérieur, où elle se confond avec l'aponévrose du grand pectoral. La cavité secondaire, qui formait la tumeur observée pendant la vie, ne communique avec la poche principale que par un orifice arrondi, de 2 centimètres de diamètre environ, qui occupe le deuxième espace intercostal. *Elle est entièrement remplie par une masse de caillots grisâtres, friables, sans aucune adhérence à la paroi.* Des caillots analogues, mais plus résistants, tapissent la surface interne presque entière de l'aorte ascendante dilatée en forme d'ampoule; ils sont surtout abondants au niveau de l'hémisphère supérieur. Les artères de la base du cou sont petites et comme rétractées: *trois d'entre elles, le tronc brachio-céphalique et ses branches d'une part, la caro-*

5

tide gauche de l'autre , sont complètement oblitérées à leur origine par des caillots qui se prolongent à 5 ou 6 centimètres de leur cavité ; ces caillots, durs et résistants dans le tronc brachio-céphalique, sont *friables et manifestement récents* dans la carotide gauche ; seule, la sous-clavière gauche a conservé sa perméabilité. Quant à l'extrémité inférieure de la poche anévrysmale, elle se continue en entonnoir avec l'aorte thoracique, qui parait saine, sauf quelques rares plaques d'athérome.

A l'ouverture de la boite crânienne, on découvre un œdème considérable de la pie-mère, limité à la convexité du cerveau ; sous-dilatation notable des veines. La coupe méthodique de l'encéphale ne révèle aucune lésion ; les ventricules cérébraux sont sains, il en est de même du bulbe et du cervelet.

Les poumons, sauf un tubercule ankysté, du volume d'une grosse noisette, au sommet droit, et des adhérences pleurales assez étendues du même côté, ne présentent aucune lésion qui mérite d'être notée.

Les organes abdominaux sont sains ou n'offrent que des altérations sans importance.

Cette observation, malgré l'avis optimiste de M. Lancereaux, a été regardée par la plupart des auteurs comme un cas malheureux imputable à la méthode.

M. Lancereaux a prétendu que « les derniers phénomènes présentés par la malade ressemblent beaucoup à des symptômes d'urémie, et il est regrettable, dit-il, que l'observation de M. Barth ne fasse aucune mention de l'état des urines pendant les jours qui ont précédé la mort ».

Or, Huchard a affirmé à la tribune de l'Académie (autorisé en cela par M. Barth) que les urines ont été tous les jours examinées sans déceler la moindre trace d'albumine, et qu'à l'autopsie « les reins ont été trouvés indemnes de toute lésion ».

Reste une dernière objection : les caillots friables et manifestement récents, trouvés à l'autopsie, se sont-ils formés pendant l'agonie ou même *post mortem* ? C'est là une question
qu'il est difficile de trancher dans un sens ou dans un autre.
Huchard fait cependant spirituellement remarquer « que si on
avait trouvé les caillots moins friables et moins récents on
n'aurait pas manqué de dire, avec la même apparence de raison,
que ceux-ci étaient formés avant les injections gélatineuses ;
de sorte que, si les caillots sont friables ou récents, ou au
contraire, stratifiés et anciens, on se heurte toujours à des
objections sans réponse.

DISCUSSION DES OBSERVATIONS ET DE LA MÉTHODE EN GÉNÉRAL

. Les cas publiés sont encore en trop petit nombre pour entrainer une conviction ferme. Cette méthode a eu quelques succès et pas mal de revers ; il convient maintenant de voir si la part est plus large d'un côté que de l'autre. si on doit l'abandonner irrévocablement ou si on doit la ranger à côté des autres moyens dirigés contre les anévrysmes et dans quel rang parmi ceux-ci.

Première objection. — Pour que la méthode de Lancereaux puisse vivre d'une façon scientifique et sans déboires cliniques, il faudrait, avant d'injecter et pour savoir la quantité de gélatine à injecter. connaître le degré de coagulabilité du sang qu'on veut rendre hypercoagulable.

On s'expose, cette notion faisant défaut, à dépasser le but, à déterminer une coagulabilité exagérée, source des plus graves dangers.

Or, cette mesure de la coagulabilité chez les divers individus, outre qu'elle est très difficile à pratiquer, donne des résultats peu comparables. Si bien qu'on sera, longtemps encore, obligé de tâtonner dans la dose et dans l'emploi des injections chez les divers sujets et qu'il faudra toujours procéder avec une grande prudence et beaucoup de modération.

Tout en faisant ces réserves, en recommandant de grandes précautions dans la technique et de la modération dans les doses, il ne faut point tomber dans un excès de pessimisme et dire que l'emploi de cette méthode est à rejeter parce qu'elle peut offrir du danger. Il faut songer que cette thérapeutique nouvelle s'adresse à des cas graves, presque toujours mortels, contre lesquels ont échoué les tentatives les plus diverses, dans tous les temps, et que si, une fois ou l'autre, elle avait à se reprocher un insuccès, on n'en devrait pas pour cela jeter sur elle le discrédit.

Il n'y a que les médications très actives, très puissantes, qui puissent parfois exposer à des accidents. « On n'a jamais songé, dit Huchard, à abandonner la digitale parce qu'elle produit parfois quelques accidents ; il en sera sans doute de même pour les injections gélatineuses, qui peuvent dépasser le but, comme cela survient pour les guérisons spontanées, le plus souvent obtenues au prix de l'oblitération complète du vaisseau et même des branches collatérales ».

On trouve dans la thèse de Bresselle, sur ce sujet, en 1886, des faits malheureux imputables à ces guérisons spontanées :

Un fait de Bruce (*Medical Times*, 1867) : anévrysme poplité guéri spontanément et qui a donné naissance à la gangrène du pied par suite d'une coagulation trop complète dans l'intérieur et hors du sac anévrysmal ;

Une observation de Goodhart (*Soc. path. de Londres*, 1875) relative à un homme de 40 ans, atteint de paralysie et de gangrène des membres inférieurs. A l'autopsie, anévrysme de la partie supérieure de l'aorte abdominale oblitéré complètement avec obstruction de l'aorte et des artères mésentériques ;

Une observation de Greenhow (*Soc. cliniq. de Londres*, 1875) relative à un anévrysme de l'aorte guéri spontanément avec oblitération de la carotide gauche et de la sous-clavière.

En fouillant dans la littérature médicale, on trouverait certainement une quantité de faits analogues où les sujets sont

morts guéris de leur anévrysme, et morts par suite de la guérison de leur anévrysme.

On peut bien pardonner aux injections de gélatine, qui ont
copié la nature dans son mode de guérison, de la suivre jusqu'au bout, et, comme elle, de dépasser le but.

Il faut ajouter que, dans les coagulations naturelles, le comblement de la poche se fait progressivement et qu'une circulation supplémentaire a le temps de s'établir. Dans les coagulations provoquées, le péril est plus grand, parce que la coagulation est plus rapide.

Deuxième objection. — Les sujets atteints d'anévrysme ont
le plus souvent des artères malades, et ces artères peuvent, au
même titre que l'anévrysme, amorcer un processus de coagulation, de là des thromboses, des gangrènes.

La possibilité de ces accidents n'est pas imaginaire, mais
elle se produit surtout après l'introduction directe de la substance dans le torrent circulatoire. C'est assez dire combien il
faut repousser l'idée de Laborde, qui proposait l'injection de
gélatine dans le sac anévrysmal lui-même, sous prétexte que
l'absorption par le tissu cellulaire était insignifiante ou nulle.
Certes, dans le cas de Barth, il eût été désirable que cette
assertion de Laborde se trouvât vérifiée.

De plus, il ne suffit pas pour que le phénomène de la coagulation ait lieu, dit Lancereaux, que la paroi vasculaire ne soit
pas parfaitement lisse, il faut, en outre, que le cours du sang
soit ralenti. Or, ces deux conditions ne se trouvent réalisées
qu'à l'intérieur d'une poche anévrysmale.

Les observations IV et V sont bien à l'appui des dires
de Lancereaux. Il s'agit de deux hommes dont le système artériel, très altéré, était couvert, en grande partie, de
plaques d'athérome ; mais, qui plus est, chacun d'eux pré-
sentait, au niveau de l'origine de l'aorte, une dilatation consi-

dérable de ce vaisseau, sans qu'il y eût de poche anévrysmale proprement dite.

« Or, lorsqu'il s'agit d'une simple dilatation fusiforme, répartie sur toute la circonférence du vaisseau, une des conditions indispensables au dépôt de la fibrine, à savoir le ralentissement du cours du sang faisant défaut », les injections répétées de sérum gélatiné n'ont déterminé aucun dépôt fibrineux (1).

CONCLUSIONS

I. La gélatine en solution dans le sérum physiologique, introduite dans le tissu cellulaire sous-cutané, pénètre dans le sang et rend ce liquide plus coagulable que normalement, et, comme au niveau d'une poche anévrysmale, ce sang rencontre déjà deux conditions favorables à la coagulation, à savoir le ralentissement de son cours et une paroi vasculaire altérée, il se produit une formation de caillots assez abondante pour obstruer à la longue le sac.

II. L'action de la gélatine en solution dans le sérum physiologique est indéniable, puisque, d'une part, elle a donné de grands succès, et que, d'autre part, elle a occasionné des accidents mortels, où l'extension trop grande de sa puissance coagulatrice a été vérifiée *de visu*.

III. Comme toute médication active, celle de Lancereaux a son revers de médaille. Elle dépasse quelquefois le but et

---

(1) Lancereaux et Paulesco.— In *Bull. Acad. de Méd.*, séance du 11 octobre 1898.

entraine des coagulations trop intensives. Toutefois, il serait injuste de condamner ce procédé thérapeutique, en raison de quelques insuccès, sans tenir compte des cas nombreux où il a amené la guérison.

IV. Tout en admettant qu'elle peut parfois être dangereuse, sans contester les cas malheureux, et pour ces motifs même, on doit agir, dans son emploi, avec prudence ; il importe d'espacer les injections de huit jours en moyenne, et d'employer une solution dont le titre ne dépassera, dans aucun cas, 2 °/₀.

V. Malgré l'incertitude des raisons physiologiques sur lesquelles cette méthode est basée, et en attendant la venue d'une doctrine conciliante, il nous semble qu'en présence d'un anévrysme interne grave, ou bien d'une hémorragie interne incoercible par les moyens médicaux ordinaires, et en raison de l'imminence du danger couru, on doit faire profiter les malades de cette méthode thérapeutique, tout en avertissant la famille des accidents possibles qui peuvent surgir au cours de son application.

VI. Ces indications exceptionnelles deviendront régulières, lorsque le médecin sera plus éclairé sur le mode et sur l'intensité de l'action des injections de gélatine, injections d'autant plus rationnelles et précieuses, qu'elles paraissent aider la nature dans ses méthodes curatives.

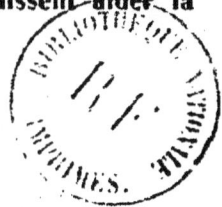

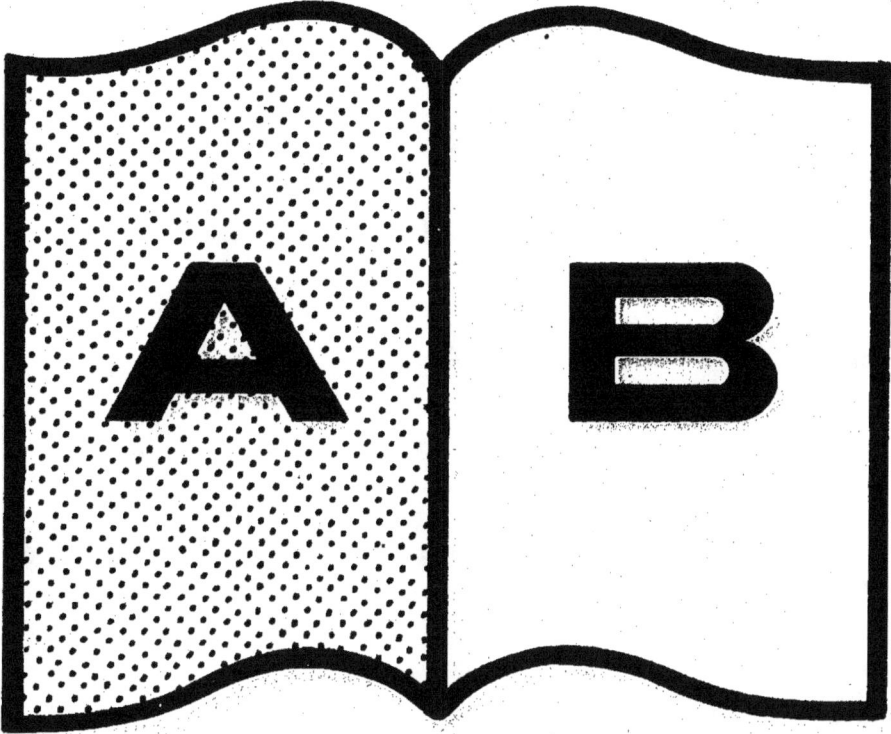

Contraste insuffisant

NF Z 43-120-14

www.ingramcontent.com/pod-product-compliance
Lightning Source LLC
Chambersburg PA
CBHW030931220326
41521CB00039B/1884